L. BOURGEOIS

PHARMACIEN, LAURÉAT DE LA FACULTÉ DE PHARMACIE DE PARIS
LICENCIÉ ÈS SCIENCES
ANCIEN INTERNE DES HOPITAUX

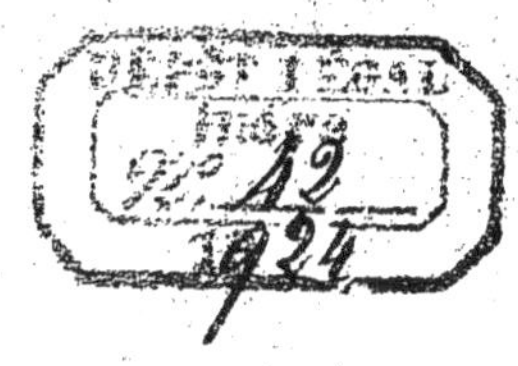

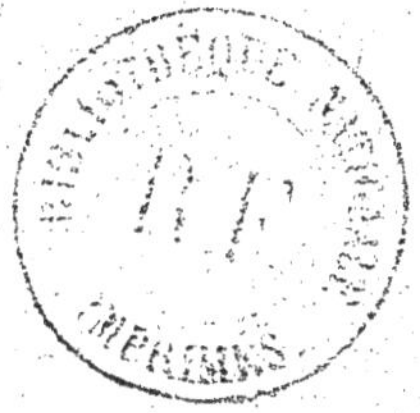

RECHERCHES

SUR LES

BROMURES D'AMMONIUMS QUATERNAIRES

DÉRIVÉS DE LA BENZHYDRYLAMINE

PARIS

LES PRESSES UNIVERSITAIRES DE FRANCE

1924

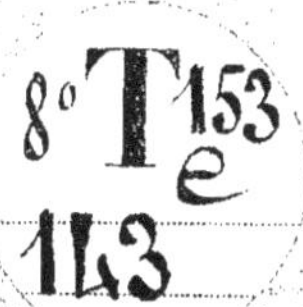

L. BOURGEOIS

PHARMACIEN, LAURÉAT DE LA FACULTÉ DE PHARMACIE DE PARIS
LICENCIÉ ÈS SCIENCES
ANCIEN INTERNE DES HOPITAUX

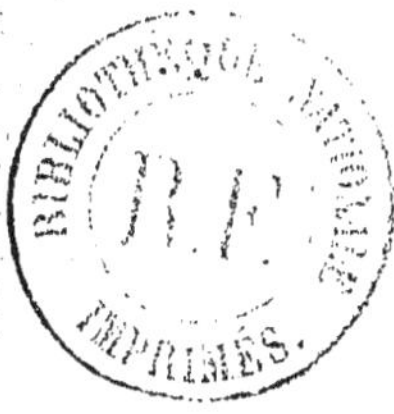

BIBLIOTHÈQUE NATIONALE
R.F.
IMPRIMÉS

RECHERCHES

SUR LES

BROMURES D'AMMONIUMS QUATERNAIRES

DÉRIVÉS DE LA BENZHYDRYLAMINE

PARIS

LES PRESSES UNIVERSITAIRES DE FRANCE

1924

8° Te 153
143

A Monsieur le Professeur A. BÉHAL

Membre de l'Institut et de l'Académie de Médecine
Commandeur de la Légion d'Honneur

Respectueux Hommage.

A Monsieur le Professeur Agrégé M. SOMMELET

Pharmacien des Hôpitaux

Hommage de vive gratitude.

INTRODUCTION

C'est un fait bien connu, en chimie organique, que l'introduction d'un ou de plusieurs groupements phényle, dans la molécule des dérivés simples du méthane, modifie grandement l'activité fonctionnelle de ces derniers. Par suite de cette substitution, on voit s'accroître, de façon progressive, la mobilité des atomes ou des groupements fixés au carbone méthanique, quand la substitution elle-même se multiplie.

Quelques exemples, empruntés aux trois séries des dérivés du toluène, du diphénylméthane et du triphénylméthane, montreront l'influence dissociante exercée par la substitution phénylée.

Considérons, d'abord, les composés du groupe benzylique. Alors que les méthanes monohalogénés se montrent relativement stables vis-à-vis de l'eau et des agents hydrolysants, les dérivés monohalogénés du toluène, qui contiennent l'halogène dans la chaîne latérale, perdent cet halogène sous des influences relativement faibles.

Niederist (1) a montré que le chlorure de benzyle, chauffé à l'ébullition avec trente parties d'eau, se transforme facilement en alcool benzylique, avec mise en liberté d'acide chlorhydrique.

Le bromure correspondant, comme l'a constaté J. von Braun (2) subit une transformation équivalente, quand on fait bouillir ses solutions dans différents alcools. Si l'on emploie l'alcool éthylique, après deux heures d'ébullition, il y a déjà eu formation de l'éther-oxyde benzyléthylique, dans la proportion de 70 % à 80 % du rendement prévu par la théorie.

Il en est de même pour l'éther bromhydrique de l'alcool anisique. Traité par une solution de cyanure de potassium dans l'alcool méthylique aqueux, il ne conduit pas au nitrile paraméthoxy-phénylacétique, mais à l'éther-oxyde méthylique de l'alcool anisique (1).

Cette facilité d'échange d'un atome d'halogène par un groupe oxhydryle ou par un reste alcoxylé existe, à un degré encore plus marqué, chez les dérivés dibromés qui résultent de l'addition du brome à la double liaison des dérivés du benzène à chaîne latérale propénylée. C'est, dans ce cas, l'atome de brome fixé à l'atome de carbone contigu au noyau benzénique, qui se trouve remplacé. Auwers et Müller (2) ont observé que le dibromure de l'iso-eugénol réagit sur l'alcool méthylique, dès la température ordinaire, en donnant naissance à un éther-oxyde méthylique :

$$(CH^3O) (OH) C^6H^3 - CH = CH - CH^3 + Br^2$$
$$\longrightarrow (CH^3 O) (OH) C^6H^3 - CHBr - CHBr - CH^3$$
$$+ CH^3OH \longrightarrow (CH^3O) (OH) C^6H^3 - CH (OCH^3) CHBr - CH^3$$

Le second atome de brome n'entre pas en réaction.

Au cours de recherches étendues, P. Hœring (3) a mis en évidence le fait, que cette propriété est commune à tous les dibromures de constitution analogue à celle du bromure de l'iso-eugénol ; l'atome de brome est remplacé directement par un oxhydryle quand on soumet, à chaud, le dérivé halogéné à l'action de l'acétone additionnée d'eau, et, par un reste alcoxylé, si on le soumet à l'action d'un alcool.

Cette facilité de dissociation, que manifestent ces composés benzyliques, n'appartient pas seulement aux dérivés halogénés. Pour la benzylamine et certains de ses dérivés, il y a, sous certaines influences, facile séparation de l'atome d'azote. Si, comme l'a montré Franzen (6), la benzylamine résiste à l'hydrogénation quand on la soumet à l'action du zinc et de l'acide acétique, il n'en est plus de même quand on emploie l'hydrogène en présence de nickel réduit. Sabatier (7) a montré que, sous cette influence, elle se transformait, en donnant, à 160°-250°, de l'ammoniaque, du toluène, du méthylcyclohexane et, à 250°, du toluène et de l'ammoniaque exclusivement.

Les dérivés disubstitués à l'azote de la benzylamine, les benzylamines tertiaires, se décomposent beaucoup plus facilement que l'amine primaire, comme il résulte des recherches de J. von Braun et de M. Tiffeneau.

J. von Braun, en étudiant l'action qu'exerce sur les amines tertiaires le bromure de cyanogène, a trouvé, dans ce réactif, un agent précieux de dissociation de ces amines. La transformation s'effectue en plusieurs phases successives ; il y a d'abord addition des éléments de la molécule de bromure de cyanogène à l'amine tertiaire, avec production transitoire d'un sel quaternaire dérivé d'une dialcoylcyanamide, puis, celui-ci se dissocie en un bromure d'alcoyle et en dialcoylcyanamide :

$$(R_1)(R_2)(R_3)N + BrCN \longrightarrow (R_1)(R_2)(R_3)N(CN)(Br)$$
$$\longrightarrow R_1Br + (R_2R_3)N.CN.$$

Or, quand les restes R_1, R_2, R_3, sont différents, la décomposition du produit intermédiaire ne s'effectue que dans une seule direction, en donnant un seul bromure R_1Br et une seule cyanamide

$R_3R_2N - CN$. Cette conclusion ne souffre qu'un très petit nombre d'exceptions, tant qu'il ne s'agit que de combinaisons, où les restes R_1, R_2, R_3 sont exclusivement hydrocarbonés. Le sens de la décomposition est déterminé par le degré de solidité relative avec laquelle les divers restes sont rattachés à l'atome d'azote. D'après l'ensemble des résultats obtenus, le groupe benzyle est, après le groupe allyle, le plus facilement dissociable (8).

M. Tiffeneau a constaté de son côté que, à l'exclusion des bases primaires et secondaires, les benzylamines tertiaires, quand on les traite à chaud par l'anhydride acétique, se décomposent en dialcoylacétamide et éther acétique de l'alcool benzylique correspondant (9).

$$C^6H^5 - CH^2 - N(CH^3)^2 + (CH^3 - CO)^2O$$
$$= CH^3CO - N(CH^3)^2 + CH^3 - CO - O - CH^2 - C^6H^5$$

La facilité de séparation du groupe benzyle apparaît encore plus grande quand il s'agit de sels quaternaires dérivés de la benzylamine. D'après Emde (10) le chlorure de triméthylbenzylammonium se scinde aisément, sous l'action hydrogénante de l'amalgame de sodium; il y a formation de toluène et de chlorhydrate de triméthylamine.

$$C^6H^5 - CH^2 - N(CH^3)^3Cl + H^2$$
$$C^6H^5 - CH^3 + (CH^3)^3 N. HCl.$$

La benzylhydrazine se dédouble, par simple ébullition avec l'acide chlorhydrique dilué, en chlorure de benzyle et hydrazine (11).

Quand on passe des dérivés benzyliques à leurs dérivés de substitution sur le carbone méthanique, on voit augmenter le caractère de facile dissociabilité des atomes d'halogène ou des groupements fonctionnels fixés au même atome.

— 13 —

Si cette substitution est méthylée, on voit un groupement NH^2 s'éliminer plus facilement. E. Mohr (12) a montré que l'α-phényléthylamine $(C^6H^5)(CH^3)CH — NH^2$ perd de l'ammoniaque, sous l'influence de l'acide chlorhydrique étendu et bouillant.

Si cette substitution est phénylée (série du diphénylméthane) la mobilité des groupes non hydrocarbonés fixés au carbone méthanique, s'accentue encore.

Pour le benzhydrol, par exemple, la réactivité de son hydroxyle le rapprocherait dans une certaine mesure de l'oxhydryle d'une fonction acide. On peut, en effet, le transformer en éther-oxyde méthylique, en le traitant par l'alcool méthylique additionné d'acide chlorhydrique (13) et en éther-oxyde éthylique, en le traitant par l'alcool éthylique en présence d'acide sulfurique (14). Ce sont là des modes de préparation d'éthers-sels.

Ce même benzhydrol et ses dérivés de substitution dans le noyau, possèdent seuls parmi les alcools, la propriété de remplacer directement leur oxhydryle par un reste de molécule à hydrogène facilement substituable, comme les éthers β-cétoniques les β-dicétones et l'acide malonique (15).

$$(C^6H^5)^2CHOH + CH^2(R_1)(R_2) = (C^6H^5)^2CH — CH(R_1)(R_2) + H^2O.$$

Dans l'éther bromhydrique du benzydrol, l'atome de brome possède une mobilité comparable à celle de l'oxhydryle de l'alcool libre : il réagit, en effet, à la température ordinaire, sur l'eau, pour se transformer en benzhydrol (16) et à chaud, sur l'alcool propylique, pour donner l'éther-oxyde propylique du benzhydrol (17).

Alors que la benzylamine semble être stable sous l'action des acides à chaud, la benzhydrylamine d'après E. Mohr (18), se

décompose sous l'influence de l'ébullition avec l'acide chlorhydrique six fois normal, avec libération d'ammoniaque : la
benzhydrylhydrazine apparaît comme étant d'une stabilité encore
plus faible, car sa solution dans l'acide chlorhydrique dilué se
dédouble presque instantanément à l'ébullition en chlorhydrate
d'hydrazine et diphénylchlorométhane.

Toutes ces particularités, caractéristiques des dérivés du diphénylméthane, se manifestent, à un degré encore plus marqué,
chez les dérivés du triphénylméthane. Le triphénylcarbinol
est encore plus réactif que le benzhydrol et son éther chlorhydrique se comporte, dans les réactions, comme un véritable
chlorure d'acide.

La triphénométhylamine, chauffée à 100°, en solution chlorhydrique, se transforme en triphénylcarbinol (19).

On voit, par cet exposé, combien l'accumulation des groupements phényle accroît la mobilité des restes fixés au carbone
méthanique, en particulier du reste NH^2. Cette instabilité existe
à un haut degré, chez un sel quaternaire dérivé de la benzhydrylamine, le bromure de triméthylbenzhydrylammonium.

M. Sommelet avait observé que ce sel possède, entre autres propriétés, celle de se décomposer quand on le chauffe avec l'alcool
méthylique. Il se détruit complètement en donnant l'éther-
oxyde méthylique du benzhydrol et du bromhydrate de triméthylamine.

$$(C^6H^5)^2CH - N(CH^3)^3Br + CH^3OH =$$
$$(C^6H^5)^2CH - O - CH^3 + (CH^3)^3N.HBr$$

Je me suis proposé, au cours de ce travail, de rechercher,
d'une part, si les différents alcools se comporteraient vis-à-vis
de ce sel comme l'alcool méthylique lui-même, et, d'autre part,
si ce mode de décomposition, propre au bromure indiqué, ap-

partenait aussi, à d'autres sels quaternaires dérivés de la benzhydrylamine.

L'exposé des résultats obtenus sera fait dans l'ordre même où les recherches ont été effectuées :

Chapitre I. — Préparation de quelques amines tertiaires.

Chapitre II. — Décomposition du Bromure de Triméthyl-benzhydrylammonium par différents alcools primaires et secondaires.

Chapitre III. — Décomposition de divers bromures d'ammonium quaternaires benzhydrylés par l'alcool butylique normal.

Conclusions.

Avant d'aborder l'exposé des faits relatés dans ce Mémoire, je me permets d'adresser à M. le Professeur Béhal l'expression de mes sentiments respectueux pour le grand honneur qu'il m'a fait en acceptant de présider cette Thèse, et à M. le Professeur Bougault, tous mes remerciements pour avoir bien voulu faire partie de mon jury.

Je prie M. le Professeur Agrégé Sommelet, qui m'a guidé dans ce travail, avec une entière et constante bienveillance, de croire à ma profonde reconnaissance et à mon respectueux dévouement.

CHAPITRE I

PRÉPARATION DE QUELQUES AMINES TERTIAIRES

Je traiterai, dans ce chapitre, de la préparation d'un certain nombre d'amines tertiaires, dont j'ai eu besoin au cours de ce travail, soit en vue de leur transformation ultérieure en sels d'ammoniums quaternaires, soit en vue d'identifier quelques bases isolées de certaines réactions.

Celles dont il sera question sont :

La Méthyldiéthylamine $CH^3 — N (C^2H^5)^2$
La Méthyléthylbenzylamine $C^6H^5 — CH^2 — N(CH^3)(C^2H^5)$.
La Méthyléthylbenzhydrylamine $(C^6H^5)^2CH — N(CH^3)(C^2H^5)$
La Méthylpipéridine $CH^3 — N —C^5H^{10}$
La Diméthylbenzylamine $C^6H^5 — CH^2 — N(CH^3)^2$.
La Diéthylbenzylamine $C^6H^5 — CH^2 — N(C^2H^5)^2$.

La marche suivie pour obtenir les cinq premières a consisté à méthyler les amines secondaires correspondantes par l'action de l'acide formique et de l'aldéhyde formique.

Des deux autres, la diméthylbenzylamine a été préparée en hydrogénant, au moyen de l'acide formique, le chlorobenzylate d'hexaméthylène-tétramine (20) et la diéthylbenzylamine, en faisant réagir la diéthylamine sur le chlorure de benzyle.

A. — Méthylation formique d'amines secondaires

Leuckart et E. Bach (21) indiquèrent, en 1885, que lorsqu'on chauffe à sec certaines aldéhydes ou certaines cétones, avec le formiate d'ammonium ou l'amide formique, on les transforme en amines. L'aldéhyde benzoïque permet d'obtenir, dans ces conditions, une petite quantité de benzylamine, à côté de son dérivé formylé, de la dibenzylamine accompagnée également de son dérivé formylé, et, enfin, de la tribenzylamine en quantité prédominante.

La benzophénone (22), sous l'influence du formiate d'ammonium solide, à 200°-220° en tube scellé, subit une transformation analogue : de l'oxyde de carbone et de l'anhydride carbonique prennent naissance, en même temps qu'il se forme, en quantité théorique, l'amide formique de la benzhydrylamine, de formule $H.CO.NH.CH(C^6H^5)^2$.

Le camphre (33) donne, de même, l'amide formique de la bornylamine. Quant à la désoxybenzoïne (24), elle conduit à la diphényléthylamine de formule $C^6H^5 — CH^2 — CH(NH^2)(C^6H^5)$

Dans la suite, Wallach étendit l'application de cette réaction à diverses cétones du groupe des terpènes (25), puis l'étudia, avec plus de détails, et en tira un procédé régulier de transformation des aldéhydes et des cétones en amines.

Tandis que Leuckart utilisait l'amide formique ou le formiate d'ammonium sec et à une température relativement élevée, Wallach opérait d'une autre manière : il employait une

2

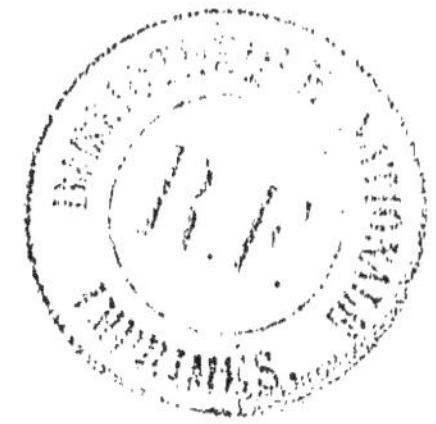

simple dissolution de formiate d'ammonium dans l'acide formique, en opérant le plus souvent, à la température d'ébullition du mélange. La température de réaction se trouve ainsi fortement abaissée, ce qui contribue, dans une certaine mesure, à atténuer la tendance à la production d'amides formiques, qui semblent ne se former que secondairement dans la réaction de Leuckart.

La transformation des aldéhydes et des cétones, réalisée par cette voie, peut s'expliquer en admettant trois phases successives :

1° Dissociation du formiate d'ammonium avec mise en liberté d'ammoniaque.

2° Saturation par l'ammoniaque de la double liaison du groupement $C = O$ du composé aldéhydique ou cétonique mis en œuvre :

$$(R_1)(R_2)C = O + NH^3 = (R_1)(R_2)C(OH)(NH^2)$$

3° Transformation du groupement $\equiv C\text{-}OH$ en groupement $\equiv CH$, sous l'influence réductrice de l'acide formique :

$$(R_1)(R_2)C(OH)(NH^2) + H.COOH =$$
$$(R_1)(R_2)CH - NH^2 + CO^2 + H^2O$$

Le mécanisme, ainsi envisagé, permet de comprendre que, lorsqu'on suit le mode opératoire indiqué par Leuckart, il puisse y avoir production des amines secondaire et tertiaire, à côté de l'amine primaire ; celle-ci peut, en effet, se comporter vis-à-vis du composé carbonylé, comme le fait l'ammoniaque elle-même, pour engendrer l'amine secondaire, elle-même susceptible d'entrer en réaction à son tour.

Si l'on prend pour exemple l'aldéhyde benzoïque, celle-ci peut se prêter aux trois transformations successives suivantes :

$$1° \; C^6H^5 - CHO + NH^3 \longrightarrow C^6H^5 - CHOH - NH^2$$
$$\longrightarrow C^6H^5 - CH^2 - NH^2.$$

2º $C^6H^5 - CHO + C^6H^5 - CH^2 - NH^2$

$\longrightarrow$ $C^6H^5 - CHOH - NH - CH^2 - C^6H^5$

$\longrightarrow$ $C^6H^5 - CH^2 - NH - CH^2 - C^6H^5$

3º $C^6H^5 - CHO + (C^6H^5 - CH^2)^2 NH$

$\longrightarrow$ $C^6H^5 - CHOH - N(CH^2 - C^6H^5)^2$

$\longrightarrow$ $C^6H^5 - CH^2 - N (CH^2 - C^6H^5)^2.$

Mais on ne peut pas prévoir quelle sera l'amine qui prédo-
minera dans le produit final. Wallach a constaté, au cours de
ses essais, qu'un excès d'acide libre, formique ou acétique, fa-
vorisait un processus unique de transformation. La réaction,
en effet, doit se produire à la température à laquelle le formiate
d'ammonium est suffisamment dissocié en ammoniaque et acide
formique ; elle s'arrêtera à l'amine primaire, si celle-ci, se combinant à l'acide, dont un excès est présent, donne ainsi naissance
à un sel stable. Si ce nouveau sel est lui-même dissocié, il y aura
production de la réaction (2). On peut raisonner de même en ce
qui concerne le processus (3).

Wallach utilisait donc un excès assez important d'acide formique, qu'il additionnait parfois d'acide acétique ; à la température d'ébullition du mélange, il évitait la production des amides
formiques. C'est ainsi que la méthylcyclohexanone, qui, chauffée
à sec avec le formiate d'ammonium conduit à un mélange de
dérivés formylés des bases primaire et secondaire prévues donne,
quand on la chauffe avec une solution formique ou acétique
de formiate d'ammonium, presque exclusivement le formiate
de la di-(méthylcyclohexy)amine.

Wallach a soumis à cette réaction un certain nombre d'aldéhydes ou de cétones acycliques ou cycliques, qu'il opposait,
soit au formiate d'ammonium, soit aux formiates de diverses
amines primaires ou secondaires. Cette méthode a donc un do-
maine d'application assez étendu. N. Ishizaka (26), par exemple,

y a recouru, et, en chauffant un mélange d'aldéhyde benzoïque, d'iso-amylamine et d'acide formique, il a pu préparer la mono-benzylisoamylamine en même temps que la dibenzylisoamyla-mine.

Ces faits montrent que, si l'on met à réagir, dans les conditions indiquées, une aldéhyde ou une cétone sur l'ammoniaque ou sur une amine ayant encore un atome d'hydrogène libre à l'azote, on réalise une alcoylation due à ce que les deux restes aldéhydique ou cétonique

$$R - CH =$$
$$\text{et } (R_1)(R_2)CH =$$

se transforment en résidus alcoylés monovalents correspondants

$$R - CH^2 -$$
$$\text{et } (R_1)(R_2)CH -$$

à la suite de la fixation d'un atome d'hydrogène.

L'aldéhyde formique, en particulier, devait permettre d'introduire facilement le groupement $- CH^3$ dans une amine, soit primaire, soit secondaire. Elle ne semble avoir été mise en œuvre que ces dernières années. K. Hess, Th. Merck et Cl. Uebrig (27) signalèrent que l'on peut transformer l'(α-N-méthylpyrrolidyl-) propanol$_1$ en dérivé N-méthylé, en le chauffant à 110°-115° avec un mélange d'aldéhyde et d'acide formique. Les mêmes réactifs sont encore indiqués dans un brevet allemand, comme agents de méthylation des amines (28)

C'est cette méthode que j'ai utilisée pour la méthylation de différentes amines secondaires : diéthylamine, éthylbenzylamine, éthylbenzhydrylamine et pipéridine.

La base était chauffée, à reflux, avec la quantité théorique alhéhyde formique et un excès d'acide formique. On a pu,

dans chaque cas, obtenir les amines tertiaires méthylées correspondantes, avec un excellent rendement. Ce procédé semble
tout à fait recommandable par la facilité avec laquelle on peut
le réaliser et par la pureté des produits auxquels il conduit ;
il n'y a pas de réaction parasite et par suite pas de produits ac-
cessoires.

Il faut envisager, ici, un processus de réaction analogue à celui
qu'a proposé Wallach, et que j'ai relaté plus haut. En prenant
comme exemple la diéthylamine, l'aldéhyde formique la transformerait d'abord en diéthylaminométhanol :

$$(C^2H^5)^2NH + H - CHO = (C^2H^5)^2N - CH^2OH$$

puis, celui-ci se trouverait réduit par l'acide formique, de telle
sorte que son groupement CH^2OH se transformerait en groupement $- CH^3$.

$$(C^2H^5)^2N - CH^2OH + H.COOH =$$
$$(C^2H^5)^2N - CH^3 + CO^2 + H^2O$$

Une méthylation de ce genre se réalise, d'ordinaire, en faisant
réagir, sur l'amine secondaire, un éther halogéné de l'alcool
méthylique, ce qui donne naissance au sel de l'amine tertiaire
méthylée :

$$(C^2H^5)^2NH + CH^3X = (C^2H^5)^2N - CH^3XH$$

Mais on sait, d'après les premières recherches d'Hofmann, qu'une
telle réaction n'est pas simple : elle se complique du fait que,
dès qu'il y a formation du sel de l'amine tertiaire, l'amine secondaire, non encore modifiée, en décompose une partie ; il s'établit,
alors, un équilibre entre l'acide halogéné, d'une part, et les amines
secondaire et tertiaire, de l'autre. La fraction de cette dernière,
qui se trouve libre, réagit, pour son propre compte, sur l'éther

halogéné encore présent, avec production d'un sel quaternaire. Il s'ensuit donc que la méthylation peut aller plus loin que le but poursuivi et, pour cette raison, les rendements en amine tertiaire peuvent être réduits de façon importante. Cet inconvénient n'existe pas pour la méthode de méthylation formique qui ne dépasse pas le terme amine tertiaire.

Méthyldiéthylamine

$CH^3 — N (C^2H^5)^2$

La méthyldiéthylamine était connue. Elle avait été déjà obtenue soit par distillation sèche du chlorure de diméthyldiéthylam-monium (29) ou de l'hydrate de méthyltriéthylammonium (30), soit en traitant, à la température de 100°, une solution aqueuse de diéthylamine par le méthylsulfate de potassium (31), soit en chauffant, en tube scellé, la méthylamine avec un excès d'éthyl-sulfate de potassium (32).

J'ai préparé moi-même la méthyldiéthylamine de la manière suivante : On introduit, dans un ballon de 250 cmc, 15 grammes de diéthylamine (0 mol. 20), puis 17 grammes d'une solution d'aldéhyde formique à 36 % (0 mol. 20). L'addition doit être faite lentement et en refroidissant, à cause du dégagement de chaleur qui se produit, et qui résulte de la formation de la base $(C^2H^5)^2 — N — CH^2 — N(C^2H^5)^2$. Celle-ci se sépare, d'ailleurs, sous forme d'une couche surnageante. On ajoute au mélange 50 grammes d'une solution d'acide formique à 80 % (0 mol. 80). On adapte alors le ballon à un réfrigérant à reflux et l'on chauffe, d'abord avec ménagement : une vive effervescence se produit bientôt, due au dégagement d'anhydride carbonique. On cesse de chauffer, en attendant que la réaction se calme, puis on maintient une douce ébullition, jusqu'à ce que le dégagement d'anhydride carbonique soit considérablement ralenti, ce qui demande

12 heures environ. On obtient, finalement, une solution jaune pâle, contenant le formiate de l'amine tertiaire cherchée.

Au cours des premiers essais effectués, on avait, avant tout traitement en vue d'isoler l'amine tertiaire, additionné cette solution, soit d'acide chlorydrique concentré, soit d'acide bromhydrique, et mis à bouillir le mélange, afin d'hydrolyser l'amide diéthylformique, qui aurait pu prendre naissance aux dépens de la diéthylamine non entrée en réaction. Mais on a constaté, dans la suite, que ce traitement était inutile, et que la méthyldiéthylamine se trouvait à peu près seule.

On l'extrait donc directement, en additionnant, d'un excès de lessive de soude, la liqueur obtenue, placée dans un ballon mis en relation avec un réfrigérant ascendant. On chauffe avec précaution ; quand la température est suffisamment élevée, l'amine se sépare et surnage. On la distille, à température aussi basse que possible, de façon à éviter les pertes et l'entraînement d'une trop forte proportion d'eau. Le distillat obtenu est additionné de potasse solide : de l'eau se sépare, que l'on isole par décantation et soutirage ; la couche surnageante est formée de méthyldiéthylamine déjà très pure, que l'on sèche à nouveau sur la potasse.

Après ce traitement la base distille, en entier, à 64º5-66º, avec point fixe à 66º, sous 767 millimètres, le termomètre étant entièrement plongé dans la vapeur. Le rendement est de 89 % du rendement théorique.

La méthyldiéthylamine est un liquide incolore, très mobile, d'odeur vive, se combinant très facilement aux iodures de méthyle et d'allyle pour donner des sels quaternaires très déliquescents.

Son chlorhydrate, en solution aqueuse, se combine au chlorure de platine, pour donner un chloroplatinate, qui se dépose, de sa solution aqueuse chaude, sous forme de cristaux prismatiques rouge-orangé, fusibles au bloc Maquenne à 154°-155°. Il donne à l'analyse les résultats suivants :

Dosage de platine. — I. Substance desséchée à 100° : 0 gr. 4911 ; Pt : 0 gr. 1635 ; soit Pt % : 33,29.

II. — Substance desséchée à 100° : 0 gr. 2228 ; Pt : 0 gr. 0738. Soit Pt % : 33.16.

Calculé pour $[CH^3 - N(C^2H^5)^2HCl]^2PtCl^4$: 33,36.

Picrate de méthyldiethylamine

$$CH^3 - N(C^2H^5)^2.C^6H^3N^3O^7$$

On dissout, dans l'eau, 1 gramme de base et on ajoute une solution aqueuse de 2 grammes 70 d'acide picrique. Le sel précipite immédiatement.

Après recristallisation dans l'eau, il se présente sous forme de cristaux jaunes, fusibles à 185°-186° au bloc Maquenne.

Méthyléthylbenzylamine

$$C^6H^5 - CH^2 - N(CH^3)(C^2H^5)$$

Cette base a été préparée, suivant le mode opératoire déjà indiqué, par méthylation de l'éthylbenzylamine.

Cette dernière a déjà été obtenue par Zaunschirm (33), qui hydrogénait la benzylidène-éthylimine, au moyen de l'amalgame de sodium. J'ai suivi la même marche, en modifiant le procédé d'hydrogénation :

1° L'aldéhyde benzoïque a été transformée en benzylidène éthylimine $C^6H^5 - CH = N - C^2H^5$, en la faisant réagir sur une solution aqueuse d'éthylamine.

2° Cette imine a été ensuite hydrogénée par le sodium et l'alcool absolu.

L'aldéhyde benzoïque réagit, sans difficulté, sur l'éthylamine en solution aqueuse (34) par simple agitation. Après 24 heures, on peut isoler l'éthylimine qui distille à 196°-197° (température non corrigée) et se forme avec un rendement de 78% du rendement théorique.

Le point d'ébullition, déjà indiqué, est de 195°, sous 749 millimètres.

L'hydrogénation a été effectuée de la façon suivante : on introduit, dans un ballon adapté à un réfrigérant à reflux et dont le bouchon est muni d'un tube à brome, 36 grammes de sodium en gros fragments, puis on fait tomber, par le tube à brome, 52 grammes d'éthylimine (1 molécule) diluée de trois fois son poids d'alcool absolu. La réaction est vive, et la dissolution du sodium est rapide. Vers la fin, on chauffe, au bain-marie, pour provoquer la dissolution de quelques fragments de sodium restants, et, quand le métal a complètement disparu, on ajoute au produit refroidi, de l'eau, pour dissoudre la masse solide d'éthylate de sodium formée ; on entraîne ensuite à la vapeur d'eau.

Il passe, à la distillation, un mélange d'alcool, d'éthylimine non transformée et d'éthylbenzylamine. On ajoute un excès d'acide chlorhydrique, puis l'on distille directement à feu nu. Ce traitement est destiné à hydrolyser l'imine restante. On poursuit la distillation, jusqu'à ce qu'il ne passe plus de gouttelettes huileuses. Il reste, comme résidu, un liquide aqueux, baignant quelques particules résineuses. On le filtre après refroidissement.

Le filtrat est ensuite additionné de soude solide jusqu'à refus. L'éthylbenzylamine se sépare sous forme d'huile surnageante : on l'isole par décantation. On fait deux épuisements, au benzène, de la liqueur aqueuse alcaline, on réunit tous les liquides décantés que l'on sèche sur la potasse solide.

La solution benzénique laisse, à l'évaporation, l'éthylbenzylamine, dont on isole, par rectification, 37 grammes, distillant à 195°-202°. Le rendement est de 70 % du rendement théorique.

Rectifiée à nouveau, la base bout, presque en entier à 197°5 (température non corrigée). Kraft (35) indique le point d'ébullition de 199° (température corrigée).

La méthylation a été effectuée, en chauffant pendant 7 heures, à l'ébullition, dans un appareil à reflux, un mélange d'éthylbenzylamine, 8 grammes 10 (1 molécule), de formol à 36 %, 6 grammes (1 molécule) et d'acide formique à 36 %, 11 grammes (4 molécules).

Après refroidissement, on ajoute un excès de soude et extrait, au benzène, la méthyléthylbenzylamine. Cette base distille à 192°-194° (température non corrigée) et se forme avec un rendement de 76 % du rendement théorique.

Bromhydrate de méthyléthylbenzylamine

$$C^6H^5 - CH^2 - N(CH^3)(C^2H^5).HBr$$

Ce sel, après recristallisation dans un mélange d'alcool et d'éther, se présente en cristaux lamellaires fusibles en tube capillaire à 153°-154°. Il donne à l'analyse les résultats suivants :

Dosage de Brome. — Substance desséchée à 100° : 0 gr. 7211 ; AgBr : 0 gr. 5857 ; soit Br % : 34,57. Calculé pour $C^{10}H^{16}NBr$: Br % : 34.78.

Méthyléthylbenzhydrylamine

$$(C^6H^5)^2CH - N (CH^3)(C^2H^5)$$

Cette amine a été obtenue par méthylation formique de l'éthylbenzhydrylamine $(C^6H^5)^2CH - NH - C^2H^5$.

Cette dernière base, déjà isolée par M. Busch et L. Leef-

helm (36) qui l'obtenaient, en faisant réagir le bromure de phé-
nylmagnésium sur la benzylidène-aniline, a été préparée en
combinant directement le diphénylbromométhane à l'éthylamine.

On dissout 5 grammes (1 molécule) d'éthylamine dans 15
centimètres cubes de benzène sec, puis on ajoute 12 grammes 35
(0 mol. 5) de dérivé bromé. Le mélange est réparti en deux tubes,
que l'on scelle ensuite, et que l'on chauffe, pendant 2 heures,
à 60°, puis, pendant 3 heures à 90°. Il se fait un dépôt abondant
de bromhydrate d'éthylamine. Après ouverture des tubes, leur
contenu est additionné de 100 centimètres cubes d'eau. Le benzène
surnage entraînant la base secondaire formée.

On sépare cette solution benzénique, par décantation, puis,
on extrait la base cherchée, par trois lavages successifs à l'acide
chlorhydrique à 10 %. Les liqueurs acides sont additionnées
d'un excès de soude : l'amine est libérée ; on l'isole par nouvel
épuisement au benzène. La solution benzénique est séchée sur
le sulfate de soude anhydre, puis débarrassée du benzène par
distillation.

L'éthylbenzhydrylamine reste comme résidu. On la rectifie
par distillation dans le vide : elle bout, en entier, à 169°5-179°5
sous 29 millimètres. Busch et Leefhelm indiquent le point d'ébullition de 175° sous 120 millimètres. Le poids obtenu est de
9 grammes 20 représentant un rendement de 87 % du rendement théorique.

C'est un liquide incolore, un peu huileux à peu près inodore,
de densité : $D \dfrac{0°}{4°} = 1.0254$.

L'analyse a donné les résultats suivants :

Dosage d'Azote. — Substance : 0 gr. 2374 ; volume d'Azote : 14 cm³ 1 ;
H = 750 mm 5 ; T. = 15° ; soit N % = 6,82 ; calculé pour $C^{15}H^{17}N$ = 6,63.

Bromhydrate d'éthylbenzhydrylamine
$(C^6H^5)^2CH - NH - C^2H^5HBr$

On délaye 0 gr. 70 de base, dans 10 cm³ d'eau, et on ajoute un très léger excès d'acide bromhydrique : la cristallisation est immédiate. On dissout le sel, à chaud, après une nouvelle addition de 5 cm³ d'eau. Par refroidissement, le bromhydrate cristallise On le recueille, par essorage, puis on le purifie par une nouvelle cristallisation dans l'eau.

Il se présente sous forme de petits prismes, modérément solubles dans l'eau froide, plus solubles dans l'eau bouillante, assez solubles dans l'alcool, insolubles dans l'éther. Il fond à 202°-203° (température corrigée) en tube capillaire.

Il donne à l'analyse les résultats suivants :

Dosage de Brome. — Substance desséchée à 100° : 0 gr. 5411 ; AgBr : 0 gr. 3485 ; soit Br % : 27,40 ; calculé pour $C^{15}H^{18}NBr$: Br % : 27,39.

L'éthylbenzhydrylamine a été méthylée de la façon suivante : On mélange 6 grammes 33 de base secondaire (1 molécule) avec 25 centimètres cubes d'une solution de formol à 36 % : il y a échauffement et séparation d'un produit blanc insoluble. On ajoute alors 7 grammes d'acide formique à 80 %, puis on chauffe, à reflux, pendant 8 heures On obtient finalement un liquide limpide.

On l'additionne de 2 grammes 43 d'acide bromhydrique, en solution concentrée puis, après ébullition à reflux d'une demi-heure, on évapore à sec par distillation dans le vide Par refroidissement, le résidu de distillation se prend en masse cristalline

Ce sel est purifié par deux cristallisations dans l'eau, puis on le met en dissolution dans 125 centimètres cubes d'eau froide, et l'on déplace la base par un excès de soude. Il se sépare une huile que l'on extrait par épuisement à l'éther. La solution éthérée, après décantation, est séchée sur le sulfate de soude anhydre, puis on distille l'éther

Le résidu d'évaporation est rectifié dans le vide : il distille en entier, à 175°-175°5, sous 24 millimètres.

On obtient ainsi 3 grammes 90 de méthyléthlybenzhydrylamine, ce qui correspond à un rendement de 57 % du rendement théorique. Ce rendement, peu élevé, est dû aux pertes occasionnées par les deux cristallisations effectuées pour purifier le bromhydrate de la base.

Cette amine est un liquide incolore, de densité D $\dfrac{0°}{4°}$ $=1,0147$.

Dosage d'Azote. — Substance : 0 gr. 2102 ; volume d'Azote: 11 c.c. 6 ; $H_{20°} =$ 752 mm. ; soit N % : 6,31 ; calculé pour $C^{16}H^{20}N$: N % : 6.22.

Bromhydrate de méthyléthylbenzhydrylamine
$$(C^6H^5)^2CH — N(CH^3)(C^2H^5).HBr$$

Il cristallise, par refroidissement de sa solution dans l'eau bouillante, en petits prismes, fusibles en tube capillaire à 195°2-196°2 (température corrigée).

Il donne, à l'analyse, les résultats suivants :

Dosage de Brome. — Substance desséchée à 100° : 0 gr. 3977. AgBr : 0 gr. 2421 ; soit Br % : 26,15 ; calculé pour $C^{16}H^{20}NBr$: Br % : 26,17.

Picrate de méthyléthylbenzhydrylamine
$$(C^6H^5)^2CH — N(CH^3)(C^2H^5). C^6H^3N^3O^7.$$

Il a été préparé, en précipitant la base, de sa solution alcoolique, par addition d'un léger excès d'acide picrique, mis également en solution alcoolique. Il se présente sous forme d'aiguilles prismatiques jaunes, fusibles au bloc Maquenne à 163°-164°.

Dosage d'Azote. — Substance desséchée à 100° : 0 gr. 1700. Volume d'Azote : 19 c.c. ; H_{15}· = 744 mm. 4 ; T = 13°5. Soit N % = 12,51 ; calculé pour $C^{22}H^{24}N^4O^7$ = 12.3.

Méthylpipéridine

$$CH^3 — N.C^5H^{10}$$

Le dérivé méthylé à l'azote de la pipéridine a été préparé, en premier lieu, par Cahours, par union directe de l'iodure de méthyle à la pipéridine. On le décrit comme un liquide incolore, distillant à 107°.

Sa préparation, par méthylation formique de la pipéridine, s'effectue, en chauffant, à reflux, pendant une dizaine d'heures, un mélange de 21 grammes 25 (0 mol. 25) de pipéridine, de 21 grammes de solution d'aldéhyde formique à 36 % (0 mol. 25) et de 61 grammes d'acide formique à 75 % (1 molécule). On isole, finalement, 21 grammes de méthylpipéridine, distillant à 106°-108°5.

Le rendement est de 85 % environ du rendement théorique. Cette base a été identifiée, par transformation en chloroplatinate, et analyse de ce sel.

Dosage de Platine. — Substance desséchée à 100° : 0 gr. 3661. Pt: 0 gr. 1171 ; soit Pt % : 31,98 ; calculé pour $(CH^3 — N —C^5H^{10}HCl)^2PtCl^4$ — Pt % : 32.04·

B Diéthylbenzylamine

$$C^6H^5 — CH^2 — N(C^2H^5)^2$$

La diéthylbenzylamine a déjà été isolée par Ladenburg et Struve (37) des produits de l'action de l'iodure d'éthyle sur la benzylamine. Meyer (38) la prépara ensuite, en faisant réagir le chlorure de benzyle sur la diéthylamine. C'est à ce dernier procédé que j'ai recouru.

On dissout 30 grammes de diéthylamine (0 mol. 25) dans 30 centimètres cubes de benzène, puis on ajoute 25 grammes 30 de chlorure de benzyle (0 mol.12,5).Il ne se produit,à froid,qu'une faible réaction, que l'on complète, en chauffant en vase clos, vers 60°, pendant 27 heures. Il se produit alors une abondante cristallisation de chlorhydrate de diéthylamine.

Le produit obtenu est repris par l'eau, et la solution benzénique décantée. On épuise, à plusieurs reprises, au benzène, la liqueur aqueuse. Finalement, on réunit tous les liquides benzéniques d'extraction, dont on sépare la base tertiaire formée, par lavages, avec une solution d'acide chlorhydrique à 10 %. De cette solution de chlorhydrate on libère la diéthylbenzylamine par la soude.

On obtient ainsi 22 grammes de base, distillant à 207°-211°, à la première rectification, soit 68 % du rendement théorique.

A la deuxième distillation, elle bout à 212°3 (température corrigée). Le point d'ébullition, indiqué dans la littérature, est de 211°-212° (température corrigée).

Bromhydrate de diéthylbenzylamine

$$C^6H^5 - CH^2 - N(C^2H^5)^2.HBr$$

Il se dépose de sa solution alcoolique, après addition d'éther, en cristaux lamellaires fusibles à 156°5-157°5 au bloc Maquenne, assez solubles dans l'eau et l'alcool.

Dosage de Brome. — Substance desséchée à 100° : 0 gr. 4960. AgBr : 0 gr. 3821; soit Br % : 32,78. Calculé pour $C^{11}H^{18}NBr$: Br % : 32.78.

Iodométhylate de diéthylbenzylamine
$$C^6H^5 - CH^2 N (CH^3) (C^2H^5)^2(I)$$

On chauffe, en tube scellé, à 90°-100°, pendant 15 heures un mélange de 1 gramme 85 de base, de 4 gr. d'iodure de méthyle et 8 centimètres cubes d'alcool méthylique. On remarque une assez forte pression à l'ouverture du tube, dont le contenu est un liquide fortement coloré en brun rouge qui cristallise en aiguilles prismatiques.

On évapore à sec. Le résidu brun rouge foncé est décoloré par lavage broyage et essorage avec une petite quantité d'alcool froid, puis on le purifie par cristallisation dans l'alcool bouillant.

Dosage du Brome.— Substance desséchée à 100° : 0 gr. 6284 ; AgI : 0 gr. 4820 ; soit 1 % : 41.45 ; calculé pour $C^{12}H^{20}NI$: 41,64.

CHAPITRE II

DÉCOMPOSITION DU BROMURE DE TRIMÉTHYL-BENZHYDRYLAMMONIUM PAR DIFFÉRENTS AL-COOLS A CHAUD.

FORMATION D'ÉTHERS-OXYDES DU BENZHYDROL

Quand on chauffe à 100°, avec l'alcool méthylique, le bromure de triméthylbenzhydrylammonium, de formule $(C^6H^5)^2CH$ —N $(CH^3)^3(Br)$, il se transforme par une sorte de double décomposition, en donnant naissance à l'éther-oxyde méthylique du benzhydrol et au bromhydrate de triméthylamine (39) selon l'équation :

$$(C^6H^5)^2CH - N(CH^3)^3Br + CH^3OH =$$
$$(C^6H^5)^2CH - O - CH^3 + (CH^3)^3N.HBr$$

On pouvait se demander s'il s'agissait là d'une manière de se comporter particulière à l'alcool méthylique, ou d'une propriété commune aux différents composés à fonction alcoolique. Telle

3

est la question à laquelle je me suis proposé, en premier lieu, de répondre.

Dans ce but, j'ai opposé, au bromure envisagé, différents alcools, les uns à fonction primaire : alcool propylique normal, alcool butylique normal, alcool isobutylique, alcool allylique ; les autres à fonction secondaire : alcool isopropylique, cyelohexanol : un dernier à fonction tertiaire, l'alcool amylique tertiaire. Les alcools des deux premières classes ont donné lieu à une réaction comparable à celle que détermine l'alcool méthylique lui-même: il y eut mise en liberté de bromhydrate de triméthylamine, en même temps que prenait naissance l'éther-oxyde dérivant du benzhydrol et de l'alcool utilisé.

L'alcool amylique tertiaire, seul, n'a pas donné de résultats parfaitement nets, et de nouvelles recherches devront être entreprises dans cette direction.

On peut considérer, au moins provisoirement, d'après ces résultats, que la réaction étudiée semble caractéristique de la fonction alcoolique. On peut écrire d'une façon assez générale :

$$R - OH + (C^6H^5)^2CH - N(CH^3)^3Br =$$
$$(C^6H^5)^2CH - O - R + (CH^3)^3N.HBr$$

Il y a donc là une méthode de préparation pour certains éthers-oxydes du benzhydrol.

Ces derniers composés à vrai dire sont faciles à obtenir par d'autres moyens :

On peut faire réagir le diphénylbromométhane directement sur un alcool à chaud. Il y a, dans ce cas, libération d'acide bromhydrique :

$$(C^6H^5)^2CHBr + R - OH = (C^6H^5)^2CH - O - R + HBr$$

Aussi est-il préférable d'opérer en présence d'un alcali, potasse, ou soude, qui fixera l'hydracide, ou de remplacer l'alcool par l'alcoolate de sodium correspondant.

On peut encore faire réagir le benzhydrol sur les alcools, en présence d'un acide minéral fonctionnant comme catalyseur de déshydratation :

$$(C^6H^5)^2CHOH + R - OH = (C^6H^5)^2CH - O - R + H^2O$$

Mais ces réactions s'effectuent dans un milieu, soit acide, soit alcalin; il n'en est pas de même, quand on emploie le bromure de triméthylbenzhydrylammonium, qui permet de réaliser la benzhydrylation d'un alcool dans un milieu qui reste constamment neutre, c'est-à-dire, dans des conditions aussi peu susceptibles que possible d'entraîner l'altération, soit des composés mis en œuvre, soit du produit qui résulte de leur action mutuelle. Cette particularité permet d'envisager la possibilité d'emploi de cette méthode d'alcoylation dans le cas d'alcools particulièrement sensibles aux réactifs.

Le mode d'action du bromure de triméthylbenzhydrylammonium semble être sous la dépendance de sa constitution même, et l'on doit, sans doute, attribuer la facilité avec laquelle s'effectue la séparation du groupe azoté, à la présence de deux groupements phényle rattachés à l'atome de carbone méthanique. Une telle instabilité ne paraît pas appartenir, en général, aux sels d'ammonium quaternaires qui, ainsi que les hydrates correspondants, ne se décomposent qu'à température relativement élevée.

Pour prendre un exemple, je me suis adressé au bromure de triméthylbenzylammonium $C^6H^5 - CH^2 - N(CH^3)^3Br$; celui-ci ne diffère du dérivé benzhydrylé correspondant qu'en ce que son schéma représentatif ne contient qu'un groupement phényle rattaché à l'atome de carbone méthanique. Ce composé, pour des conditions identiques, se montre beaucoup plus stable que le dérivé benzhydrylé. Si on le soumet, pendant vingt quatre heures, à l'action de l'alccol butylique bouillant, il ne se transforme que pour une très faible part. La réaction attendue aurait dû donner lieu à la production de l'éther-oxyde butylbenzylique avec mise en liberté de bromhydrate de triméthylamine :

$$C^6H^5 - CH^2 - N(CH^3)^3Br + C^4H^9OH =$$
$$(C^6H^5)CH^2 - O - C^4H^9) + (CH^3)^3N.HBr$$

La formation de ces produits est à peine décelable, tandis que, dans les mêmes conditions, le bromure de triméthylbenzhydrylammonium s'est déjà décomposé pour une large part. Il faudrait donc, probablement, pour provoquer une séparation intégrale du groupe benzylique, chauffer beaucoup plus longtemps ou à une température supérieure au point d'ébullition de l'alcool butylique.

L'utilisation de cette facile dissociation de certains dérivés d'ammoniums quaternaires, en vue de l'alcoylation de combinaisons hydroxylées, n'a pas fait, jusqu'ici, l'objet d'une étude suivie. On peut signaler, toutefois, que l'on a proposé, en vue de méthyler la morphine pour la transformer en codéine, de la chauffer en solution méthylique avec l'hydrate de triméthyl-phénylammonium (40). La réaction repose sur ce que cet hydrate se dissocie, à chaud, en diméthylaniline et alcool méthylique, qui, au moment de sa mise en liberté, serait capable de produire la méthylation cherchée :

$$C^6H^5 - N - (CH^3)^3OH = CH^3OH + C^6H^5 - N(CH^3)^2$$

Peut-on se faire une idée du mécanisme de la réaction du bromure de triméthylbenzhydrylammonium, sur un alcool, avec production d'éther-oxyde ? Il est impossible d'en proposer une représentation tirée de l'étude de la réaction elle même, car celle-ci ne permet aucune observation susceptible d'apporter à cet égard quelque clarté. On en est donc réduit aux hypothèses : la plus simple consiste à admettre que le bromure quaternaire, à la température de la réaction, se dissocie, tout d'abord, en diphénylbromométhane et triméthylamine :

$$(C^6H^5)^2CH — N(CH^3)^3Br = (C^6H^5)^2CHBr + (CH^3)^3N$$

puis, que le dérivé bromé réagit sur l'alcool, en présence de la triméthylamine, pour engendrer l'éther-oxyde, l'amine neutralisant l'acide libéré :

$$(C^6H^5)^2CHBr + R — OH + (CH^3)^3N =$$
$$(C^6H^5)^2CH — O — R + (CH^3)^3N.HBr$$

On pourrait objecter que la totalité de la base tertiaire se retrouve, après réaction, sous forme de sel, et que c'est là un fait en apparence surprenant, puisque l'on suppose une mise en liberté de triméthylamine au cours de la transformation ; celle-ci, en effet, devrait, au moins, révéler sa présence, et se dégager en partie, en raison de sa grande volatilité. Le résultat observé tient, sans doute, à ce que la réaction, traduite par l'équation ci-dessus, s'effectue avec une vitesse très grande si on la compare à la vitesse de décomposition du bromure quaternaire.

Il existe d'autres cas de réactions susceptibles de s'effectuer avec mise en liberté momentanée d'un composé très volatil, qui n'apparaît à aucun moment de la réaction.

Wedekind, par exemple, a montré que le sel quaternaire, qui résulte de l'addition de l'iodacétate d'éthyle à la N-méthyltétrahydroquinoléine, se dissocie, à chaud, suivant les deux modes que la théorie permet de prévoir :

$$2.\ C^9H^{10}N(I)(CH^2 - CO^2 - C^2H^5)(CH^3) \begin{cases} 1)\ C^9H^{10}N - CH^3 + \\ CH^2ICO^2C^2H^5 \\ \\ 2)\ C^9H^{10}N - CH^2 - \\ CO^2 - C^2H^5 + CH^3I \end{cases}$$

Suivant la première manière, il se forme de la N-méthyltétrahydroquinoléine et de l'iodacétate d'éthyle; suivant la seconde, il y a production de tétrahydroquinoléine N-acétate d'éthyle et libération d'iodure de méthyle. Or, il est à remarquer que l'iodure de méthyle, ainsi séparé de la molécule du sel quaternaire, n'apparaît pas, tel quel, parmi les produits de la réaction, mais se combine à la N-méthyltétrahydroquinoléine, résultant du premier mode de décomposition, pour la transformer en iodure de diméthyltétrahydroquinoléinium.

Bien que la réaction de décomposition du sel d'ammonium quaternaire mis en œuvre s'effectue à une température supérieure à 100°, l'iodure de méthyle ne se dégage pas, mais réagit immédiatement à l'état naissant. Il faut, d'ailleurs, noter que la réaction du diphénylbromométhane sur l'alcool éthylique, en présence de triméthylamine, se produit très rapidement, comme je l'ai constaté : il y a mise en liberté rapide de bromhydrate de triméthylamine, que l'on peut isoler et caractériser.

Le bromure de triméthylbenzhydrylammonium résulte de l'action de la triméthylamine, en solution benzénique, sur le diphénylbromométhane. La réaction est prompte, à chaud, mais nécessite alors un chauffage en vase clos ; il est plus simple d'opérer à froid, en maintenant, pendant quelques jours, les deux substances en contact. On obtient ainsi un excellent rendement en sel quaternaire. Comme ce dernier est relativement peu soluble dans le benzène, on le recueille par essorage, on le lave au benzène et on le sèche.

Si l'on a employé des matières premières pures, on peut utiliser le bromure quaternaire directement, sinon il est facile de le purifier, par cristallisation dans un mélange d'alcool et d'éther.

I. Decomposition du Bromure de Trimethylbenzhydrylammonium par differents alcools primaires

---

1° *Décomposition par l'Alcool Propylique normal*

Éther-oxyde propylique du Benzhydrol $(C^6H^5)^2CH — O —C^3H^7$.

On chauffe pendant 48 heures à l'ébullition, à reflux, un mélange de 15 grammes de bromure quaternaire (0 mol. 20) et de 40 grammes d'alcool propylique normal. Le mélange ne change pas sensiblement d'aspect après refroidissement.

On distille ensuite l'alcool propylique en excès sous pression réduite; il reste un résidu cristallin, formé de bromhydrate de triméthylamine, imprégné de l'éther-oxyde propylique du benzhydrol.

On reprend le tout par l'éther qui laisse insoluble le bromhydrate. On essore à la trompe.

Le bromhydrate brut restant sur l'entonnoir est desséché à l'étuve à 100°, puis pesé ; son poids est de 7 grammes 45, alors que le chiffre théorique attendu est de 7 grammes.

La solution passée à l'essorage est privée d'éther par distillation. Le résidu est purifié par rectification dans le vide. Il distille, en entier, à 166°-168°5, sous une pression de 21 millimètres de mercure. On isole ainsi 8 grammes 40 de produit, ce qui représente 74 % du rendement théorique.

Ce produit n'est autre que l'éther-oxyde propylique du benzhydrol $(C^6H^5)^2 — CH — O — C^3H^7$. Il bout à 161°, sous 15 millimètres, à la deuxième rectification. Son point d'ébullition sous la pression ordinaire est de 303° (température corrigée). C'est un liquide incolore, un peu huileux, d'odeur faible, de densité

$$D \frac{0°}{4°} = 1,0269.$$

Il donne à l'analyse les résultats suivants :

Combustion. — Substance : 0 gr. 1506 ; CO^2 : 0 gr. 4702 ; H^2O : 0 gr. 1130 ; soit en centièmes : C : 85,15 ; H : 8,33 ; calculé pour $C^{16}H^{18}O$: C : 84,95 ; H : 7,96.

Cet éther oxyde a déjà été préparé par G. Stadnikoff, soit en chauffant le diphénylbromonéthane avec l'alcool propylique (41) seul, soit en traitant le même dérivé bromé par l'alcool propylique en présence de potasse (42).

Ce savant indique, pour l'éther-oxyde propylique du benzhydrol, les points d'ébullition de 161° sous 11 millimètres, et de 163°-164° sous 13 millimètres.

---

2. *Décomposition par l'Alcool Butylique normal*

Éther-oxyde butylique du Benzhydrol $(C^6H^5)^2CH — O —C^4H^9$

On soumet, pendant 48 heures, à l'ébullition à reflux, un mélange de 9 grammes 18 de bromure quaternaire (0 mol. 30) et de 30 grammes d'alcool butylique normal. Par refroidissement, le liquide, presque incolore, abandonne un dépôt cristallin.

On distille, sous pression réduite, l'alcool butylique en excès, qui laisse comme résidu un mélange de l'éther-oxyde butylique du benzhydrol et de bromhydrate de triméthylamine. On reprend à l'éther, et on essore ensuite à la trompe.

Le bromhydrate de triméthylamine, resté insoluble, est desséché à 100°. Il donne à l'analyse les résultats suivants :

Dosage de Brome.— Substance desséchée à 100° : 0 gr. 4040. AgBr : 0 gr.5353; soit Br % : 56,80 ; calculé pour $C^3H^{10}NBr$; Br % : 57,14.

La solution éthérée laisse, à l'évaporation, un liquide qui distille à 182°5-184°, sous une pression de 23 millimètres. Le poids obtenu est de 6 grammes, ce qui correspond à un rendement de 83 % du rendement théorique.

L'éther-oxyde butylique du benzydrol, de formule $(C^6H^5)^2$ $CH — O — C^4H^9$ est un liquide assez mobile, de densité $D\ \dfrac{4°}{0°} = 1,0149$.

Cet éther a déjà été obtenu par G. Stadnikoff (43), qui le décrit comme un liquide bouillant à 166°-166°5 sous 10 millimètres.

Il donne, à l'analyse, les résultats suivants :

Combustion. — Substance : 0 gr. 2308 ; CO^2 : 0 gr. 7225 ; H^2O : 0 gr. 1823 ; soit en centièmes : C : 85,37 ; H : 8,77 ; calculé pour $C^{17}H^{20}O$: C : 85.00 ; H : 8.33.

3. *Décomposition par l'Alcool Isobutylique*

Éther-oxyde isobutylique du Benzhydrol
$$(C^6H^5)^2CH — O — CH^2 — CH(CH^3)^2$$

On chauffe, à l'ébullition à reflux, pendant 48 heures, un mélange de 10 grammes de bromure quaternaire (0 mol. 30) et de 30 grammes d'alcool isobutylique.

Quand le mélange se refroidit, il laisse déposer du bromhydrate de triméthylamine. On sépare ce sel, et l'éther-oxyde formé, de la même manière que plus haut.

Le bromhydrate pèse 4 grammes 58, ce qui représente 98,9 % du poids attendu : 4 grammes 63. Il donne, à l'analyse, les résultats suivants :

Dosage de Brome.— Substance desséchée à 100° : 0 gr. 4559. AgBr : 0 gr. 6104; soit Br % : 56,97 ; calculé pour $C^3H^{10}NBr$; Br % : 57.14.

L'éther-oxyde isobutylique du benzhydrol distille, en entier, à 181°-183°, sous une pression de 26 millimètres. C'est un liquide incolore, qui passe à la deuxième rectification, à 159°-161°, sous 12 millimètres.

Il donne à l'analyse, les résultats suivants :

Combustion. — Substance : 0 gr. 2467 ; CO^2 : 0 gr. 7660 ; H^2O : 0 gr. 1925 ; soit en centièmes : C : 84,68 ; H : 8,66 ; C : 85,00 ; H : 8,33.

———

4. *Décomposition par l'Alcool Allylique*

———

Éther-oxyde allylique du Benzhydrol $(C^6H^5)^2CH — O — C^3H^5$

On chauffe, à l'ébullition à reflux, pendant 48 heures, un mélange de 15 grammes de bromure quaternaire (0 mol. 20) et de 40 grammes d'alcool allylique.

Le refroidissement n'apporte pas de changement dans l'aspect du mélange.

On continue l'opération comme il a été déjà indiqué et, après séparation du bromhydrate de triméthylamine, on isole l'éther-oxyde allylique du benzydrol $(C^6H^5)^2CH — O — C^3H^5$, qui, bouillant d'abord à 173°-175°, sous une pression de 24 millimètres, passe à 159°5-161°5, sous 14 millimètres à la deuxième rectification.

C'est un liquide incolore, d'odeur faible qui donne, à l'analyse, les résultats suivants.

Combustion. — Substance : 0 gr. 2010 ; CO_2 : 0 gr. 6260 ; H_2O : 0 gr. 1380 ; soit en centièmes : C : 84.93 ; H : 7,62 ; calculé pour $C^{10}H^{16}O$: C : 85,71 ; H : 7.14.

II. Decomposition du Bromure de Trimethylbenzhydrylam-monium par les Alcools Secondaires

1. *Décomposition par l'Alcool Isopropylique*

Éther-oxyde isopropylique du Benzhydrol
$$(C^6H^5)^2CH — O — CH(CH^3)^2$$

On chauffe à 99°-100°, pendant 24 heures, un mélange de 15 grammes de bromure quaternaire (0 mol. 20) et de 30 grammes d'alcool isopropylique, réparti préalablement en deux tubes, que l'on scelle ensuite.

A la fin du chauffage, on constate, dans chaque tube, la présence d'un abondant dépôt cristallin.

On suit le mode opératoire déjà indiqué pour séparer le brom-hydrate de triméthylamine.

L'éther-oxyde isopropylique du benzhydrol $(C^6H^5)^2CH — O — CH (CH^3)^2$ formé en même temps, distille, en entier, à 156°-157°, sous une pression de 17 millimètres.

C'est un liquide incolore, d'odeur faible, de densité $D \frac{0°}{4°}$

1,0260. Il donne, à l'analyse, les résultats suivants :

Combustion. — Substance : 0 gr. 2045 ; CO_2 : 0 gr. 6360 ; H_2O : 0 gr. 1580 ; soit en centièmes : C : 84.81 ; H : 8,58 ; calculé pour $C^{15}H^{17}O$: C : 84,95 ; H : 7.96.

2. *Dévomposition par le Cyclohexanol*

Éther-oxyde cyclohexylique du Benzhydrol $(C^6H^5)^2CH-O-C^6H^{11}$

On chauffe pendant 24 heures, à l'ébullition à reflux, un mélange de 10 grammes de bromure quaternaire (0 mol. 30) et de 20 grammes de cyclohexanol. Il se forme, par refroidissement, un dépot cristallin.

On soumet le mélange au même traitement que lors des opérations précédentes.

On recueille ainsi, d'une part, le bromhydrate de triméthylamine brut qui, après dessication à 100°, pèse 4 grammes 95, alors que le poids attendu est de 4 grammes 60.

D'autre part, on isole l'éther-oxyde cyclohexylique du benzhydrol $(C^6H^5)^2CH - O - C^6H^{11}$ qui distille, en entier, à 209°-210°, sous une pression de 19 millimètres, et à 193°-196°, sous 12 millimètres, à la deuxième rectification.

Cet éther-oxyde est un liquide incolore, sirupeux, d'odeur faible, qui donne, à l'analyse, les résultats suivants :

Combustion. — Substance : 0 gr. 1815 ; CO^2 : 0 gr. 5667 ; H^2O : 0 gr. 1420 ; soit en centièmes : C : 85,15 ; H : 8.69 ; calculé pour $C^{10}H^{22}O$: C : 85.71 ; H : 8.27.

III. — ACTION DU DIPHENYLBROMOMETHANE SUR L'ALCOOL ETHYLIQUE EN PRESENCE DE TRIMETHYLAMINE

On mélange 10 grammes de diphénylbromométhane (0 mol. 24) avec une solution de 2 grammes 60 (0 mol. 244) de triméthylamine dans 20 centimètres cubes d'alcool absolu. Après quelque temps, un échauffement se déclare, tandis qu'il y a formation simultanée d'un dépôt cristallin, dont la quantité ne semble pas augmenté, si on abandonne le mélange à lui-même, pendant quelques semaines.

Ce dépôt, recueilli par essorage, est purifié par cristallisation dans l'alcool absolu. Il est, comme l'indique l'analyse, formé de bromhydrate de triméthylamine :

Dosage de Brome. — Substance desséchée à 100° : 0 gr. 6036 ; AgBr : 0 gr. 8000 ; soit Br % : 56,90 ; calculé pour $C^3H^{10}NBr$: Br % : 57,14.

La liqueur alcoolique, séparée du bromhydrate de triméthylamine, est privée d'alcool par distillation. Le résidu est repris à l'eau et à l'éther. La liqueur éthérée, décantée, puis séchée et évaporée, laisse, après distillation de l'éther, un résidu huileux qui distille, en entier, à 151°5-153°, sous 14 millimètres, et à 291°-293°, sous 770 millimètres (température corrigée). Ce dernier point d'ébullition est identique à celui que l'on peut déterminer pour l'éther-oxyde éthylique du benzhydrol que l'on obtient, en faisant réagir le diphénylbromométhane sur l'éthylate de sodium, en milieu alcoolique.

Le rendement en éther-oxyde, obtenu au moyen de l'alcool éthylique et de la triméthylamine, est de 43,6 % du rendement théorique.

La liqueur aqueuse, séparée de la solution éthérée d'éther-oxyde, retient du bromhydrate de triméthylamine et du bromure de triméthylbenzhydrylammonium. On détruit le premier, en ajoutant, à la solution, un léger excès de soude, puis évaporant à sec dans le vide sulfurique. Il reste un résidu, formé de bromure de sodium et de bromure quaternaire. On extrait ce dernier, du mélange, par épuisement au chloroforme.

La solution chloroformique obtenue donne, après évaporation, un résidu cristallisé de sel quaternaire, pesant 5 grammes 50, soit 45 % du rendement théorique. Ce sel, après deux cristallisations dans un mélange d'alcool et d'éther, donne des cristaux bien formés. Son analyse fournit les résultats suivants :

Dosage de Brome. — Substance désséchée à 100° : 0 gr. 7465 ; AgBr : 0 gr. 4560 ; soit Br % : 25,99 ; calculé pour $C^{16}H^{20}NBr$; Br % : 26.14.

La réaction s'effectue donc pour parts à peu près égales, suivant :

1. $(C^6H^5)^2CHBr + C^2H^5OH + (CH^3)^3N = (CH^3)^3N.HBr + (C^6H^5)^2 CH - O - C^2H^5$.

2. $(C^6H^5)^2CHBr + (CH^3)^3N = (C^0H^5)^2CH - N(CH^3)^3Br$.

Nous avons groupé dans le tableau suivant les éthers-oxydes du benzhydrol obtenus, dans les réactions décrites dans le présent chapitre, avec leurs formules, leur points d'ébullition et leurs densités.

Éther-oxyde	Formule	Point d'ébullition	Densité
Éther-oxyde éthylique du benzhydrol	$(C^6H^5)^2CH - O - C^2H^5$	151°5-153 sous 14 mm.	
— — propylique —	$(C^6H^5)^2CH - O - C^3H^7$	161° sous 15 mm.	$D \frac{0°}{4°} = 1,0269$
— — butylique —	$(C^6H^5)^2CH - O - C^4H^9$	182°-184° sous 23 mm.	$D \frac{0°}{4°} = 1,0149$
— — isobutylique —	$(C^6H^5)^2CH - O - CH^2 - CH(CH^3)^2$	159°-161° sous 12 mm.	
— — allylique —	$(C^6H^5)^2CH - O - C^3H^5$	159°5-161°5 sous 14 mm.	
— — isopropylique —	$(C^6H^5)^2CH - O - CH(CH^3)^2$	156°-157° sous 17 mm.	$D \frac{0°}{4°} = 1,0260$
— — cyclohexylique	$(C^6H^5)^2CH - O - C^6H^{11}$	193°-196° sous 12 mm.	

CHAPITRE III

DÉCOMPOSITION DE DIVERS BROMURES DE BENZHYDRYLAMMONIUM PAR L'ALCOOL BUTYLIQUE NORMAL

J'ai montré, dans le chapitre précédent, que certains alcools décomposent, à chaud, le bromure de triméthylbenzhydrylammonium avec production de l'éther-oxyde du benzhydrol, correspondant à l'alcool employé, la partie azotée de la molécule se retrouvant sous forme de bromhydrate de triméthylamine.

La question se posait de savoir si cette transformation serait subie par d'autres bromures d'ammoniums quaternaires, contenant le reste benzhydrylé, et dérivant d'amines tertiaires, différentes de la triméthylamine. J'ai examiné, à ce point de vue, les sels que l'on pouvait préparer en faisant réagir le diphénylbromométhane sur les amines tertiaires suivantes :

Méthyldiéthylamine
Diméthylbenzylamine
Diéthylbenzylamine
Méthylpipéridine
Pyridine
Quinoléine

Cels sels sont obtenus facilement, en mettant en contact le diphénylbromométhane et l'amine tertiaire, en milieu benzénique ou chloroformique, soit à chaud, soit à froid. Après un temps plus ou moins long, les sels attendus prennent naissance avec un excellent rendement.

Tous ces bromures quaternaires sont des prøduits solides, relativement stables, à point de fusion souvent peu net. Ils sont faciles à purifier par cristallisation.

L'étude de leur décomposition a été faite en les opposant à l'alcool butylique normal ; celui-ci a été chosi, de préférence à tout autre, car son point d'ébullition correspond à une température, qui semble tout à fait favorable à la réaction et, de plus, la séparation de l'alcool en excès et de l'éther-oxyde formé ne présente aucune difficulté.

On a appliqué ce mode de décomposition aux sels quaternaires dérivant des six amines tertiaires signalées plus haut : le rendement obtenu, en éther-oxyde butylique du benzhydrol, dans ces diverses expériences, a toujours été satisfaisant.

Bromure de Méthyldiéthylbenzhydrylammonium
$$(C^6H^5)^2CH - N(CH^3)(C^2H^5)^2(Br)$$

A 49 grammes de diphénylbromométhane (0 mol. 5) dissous dans 50 centimètres cubes de chloroforme, on ajoute 19 grammes de méthyldiéthylamine. Après trois jours de contact à froid, on observe un abondant dépôt cristallisé, que l'on recueille en essorant à la trompe.

Le produit brut, ainsi obtenu, est séché grossièrement à l'air. On le purifie, ensuite, par cristallisation dans un mélange d'alcool et d'éther.

On isole ainsi 56 grammes de bromure de méthyldiéthylbenzhydrylammonium, ce qui correspond à un rendement de 83 % du rendement théorique.

Ce sel cristallise, quand le dépôt est rapide, sous forme de petits cristaux aiguillés, incolores, modérément solubles dans l'eau froide, plus solubles dans l'eau chaude, solubles dans l'alcool éthylique, très peu solubles dans l'éther. Il fond, peu nettement, au bloc Maquenne, vers 168°-170°.

Il donne, à l'analyse, les résultats suivants :

Dosage de Brome. — Substance desséchée à 100° : 0 gr. 5065 ; AgBr : 0 gr. 2834 ; soit Br % : 23,81 ; calculé pour $C^{18}H^{24}NBr$; Br % : 23,95.

Sa décomposition par l'alcool butylique normal a été effectuée, en mélangeant 11 grammes 50 de bromure quaternaire (0 mol. 30) et 30 grammes d'alcool, puis, en soumettant le mélange à une ébullition d'une durée de 48 heures. Au bout de ce temps, on ne constate aucun changement apparent.

On distille alors l'excès d'alcool butylique sous pression réduite ; il reste, dans le ballon, le bromhydrate de méthyldiéthylamine imprégné de l'éther-oxyde butylique du benzhydrol. On reprend le tout par 125 centimètres cubes d'éther. Le bromhydrate reste insoluble ; on le recueille par essorage. Après dessication à 100°, il pèse 6 grammes, tandis que la quantité attendue est de 5 grammes 60.

Ce sel, très déliquescent, a été caractérisé comme dérivé de la méthyldiéthylamine, par transformation en picrate : le sel que l'on obtient, en précipitant la solution du bromhydrate par l'acide picrique, est purifié par cristallisation dans l'eau. Il forme de petites aiguilles jaunes, fusibles à 185°-186°, au bloc Maquenne, comme le picrate de méthyldiéthylamine décrit au chapitre premier.

La liqueur éthérée, séparée du bromhydrate de l'amine tertiaire, est lavée à l'eau à trois reprises, puis on la sèche sur le sulfate de soude anhydre et on distille l'éther. Le résidu est rectifié dans le vide : il distille à 173°-176°, sous 16 millimètres, point d'ébullition de l'éther-oxyde butylique du benzhydrol.

Son poids est de 7 grammes 60, ce qui représente 95 % du rendement théorique.

Bromure de Diméthylbenzylbenzhydrylammonium
$$(C^6H^5)^2CH — N(CH^3)(CH^2\text{-}C^6H^5)(Br)$$

On dissout 49 grammes 40 de diphénylbromométhane (0 mol. 5) dans 50 centimètres cubes de chloroforme. On ajoute 29 grammes de diméthylbenzylamine (0 mol. 55), ce qui provoque un léger échauffement. La cristallisation commence bientôt, et, après un contact de huit jours, à une température de 30° environ, la réaction semble terminée.

On essore, à la trompe, le produit cristallisé et on le purifie par cristallisation dans un mélange de chloroforme et d'éther. On recueille un premier dépôt de 50 grammes.

La solution mère, après traitement convenable, fournit un nouveau dépôt pesant 20 grammes. Le rendement total est de 92 % du rendement théorique.

Le bromure de diméthylbenzylbenzydrylammonium cristallise en petites aiguilles incolores, assez peu solubles dans l'eau froide, plus solubles dans l'eau chaude, solubles dans l'alcool méthylique et l'alcool éthylique, presque insolubles dans l'éther. Il fond à 158°-160°, au bloc Maquenne, et donne, à l'analyse, les résultats suivants :

Dosage de Brome. — Substance desséchée à 100° : 0 gr. 8061 ; AgBr : 0 gr. 3944 ; soit Br % : 20.82 ; calculé pour $C^{22}HN^{24}Br$: Br % : 20.94.

On le décompose par l'alcool butylique, en faisant bouillir, à reflux, pendant 48 heures, un mélange de 12 grammes 75 de bromure quaternaire (0 mol. 30) et de 30 grammes d'alcool butylique normal.

On isole, en suivant la marche déjà indiquée, d'une part du bromhydrate de la base tertiaire et de l'autre, l'éther-oxyde butylique du benzhydrol.

Le bromhydrate, après dessication, pèse 6 grammes 67 ce qui représente 97,2 % du rendement théorique ; il indique, à l'analyse, une teneur en brome qui correspond au bromhydrate de diméthylbenzylamine.

Dosage de Brome. — Substance desséchée à 100° : 0 gr. 8131. AgBr : 0 gr. 7013 ; soit Br % : 36,70 ; calculé pour $C^9H^{14}NBr$; Br % : 37,03.

L'éther-oxyde butylique du benzhydrol, obtenu en même temps, distille à 175°5-176°5, sous 17 millimètres. Il pèse 7 grammes, ce qui représente 87,5 % du rendement théorique.

Bromure de Diéthylbenzylbenzhydrylammonium

$$(C^6H^5)^2CH - N(C^2H^5)^2(CH^2\text{-}C^6H^5)(Br)$$

On laisse en contact, à froid, un mélange de 8 grammes 96 de diéthylbenzylamine (0 mol. 20) et de 12 grammes 35 de diphénylbromométhane, pendant un mois. La réaction semble, après ce temps, terminée.

On recueille directement 12 grammes 10 de produit brut ; soit 60 % du rendement théorique.

Après cristallisation, dans un mélange d'alcool et d'éther, le bromure de diéthylbenzylbenzhydrylammonium se présente sous forme de tablettes incolores, solubles dans l'eau, l'alcool, le chloroforme, peu solubles dans l'éther. Il fond, en tube capillaire, à 158°5-159°5 (température non corrigée).

Il donne, à l'analyse, les résultats suivants :

Dosage de Brome. — Substance desséchée à 100° : 0 gr. 4938 ; AgBr : 0 gr: 2270 ; soit Br % : 19.30 ; calculé pour $C^{24}H^{28}NBr$; Br % : 19,51.

Chauffé pendant 12 heures, à reflux, avec l'alcool butylique bouillant, le bromure de diéthylbenzylbenzhydrylammonium se décompose en donnant de l'éther-oxyde butylique du benz-hydrol distillant, à 185°-187°, sous 23 millimètres 5, qui se forme, avec un rendement voisin de 30 % du rendement théorique.

Il y a formation simultanée de bromhydrate de diéthylbenzyla-mine, d'où on a pu isoler l'amine tertiaire elle-même, que l'on a caractérisée par son point d'ébullition.

Bromure de Méthylpipéridylbenzhydrylammonium

$$(C^6H^5)^2CH — N(CH^3)(C^5H^{10})(Br)$$

On met en contact 24 grammes 70 de diphénylbromométhane (0 mol. 10) avec 11 grammes de méthylpipéridine en solution dans 30 centimètres cubes de chloroforme. Après quatre jours de contact, à la température ordinaire, il s'est fait un abondant dépôt cristallisé. La réaction peut alors être considérée comme terminée.

Le sel ainsi formé est recueilli par essorage ; puis, après des-sication à l'air, on le met à cristalliser dans un mélange d'alcool et d'éther. On obtient ainsi 20 grammes de produit.

La solution mère est alors privée d'éther, par distillation, et le résidu concentré ensuite au bain-marie. Par une nouvelle addition d'éther, il se forme un dépôt de cristaux pesant 8 grammes.

Le poids total de bromure quaternaire recueilli est donc de 28 grammes, ce qui représente 80 % du rendement théorique.

Ce sel cristallise en aiguilles, peu solubles dans l'eau, solubles dans l'alcool et le chloroforme, peu solubles dans l'éther. Il fond à 160°-161°, en tube capillaire (température non corrigée) et donne, à l'analyse, les résultats suivants :

Dosage de Brome. — Substance desséchée à 100° : 0 gr. 5016 ; AgBr : 0 gr. 2699 Br % : 22.90 ; calculé pour $C^{19}H^{24}NBr$; Br % : 23.13.

Si l'on chauffe, pendant 48 heures, un mélange de 13 grammes 85 de sel quaternaire (0 mol. 25) et de 30 grammes d'alcool butylique normal, on obtient du bromhydrate de l'amine tertiaire et l'éther-oxyde butylique du benzhydrol.

Pour isoler ces deux produits, on distille, comme plus haut, l'excès d'alcool butylique sous pression réduite ; le résidu cristallisé est additionné d'éther puis essoré. Le produit resté sur l'entonnoir pèse, après dessication à 100°, 6 grammes 65, ce qui représente 92 % du rendement théorique. C'est du bromhydrate de méthylpipéridine qui, après recristallisation dans l'alcool butylique, donne, à l'analyse, les résultats suivants :

Dosage de Brome. — Substance desséchée à 100° : 0 gr. 7037 ; AgBr : 0 gr. 7347 Br % : 44.43 ; calculé pour $C^{6}H^{14}NBr$; Br % : 44.44.

La liqueur éthérée passée à l'essorage est lavée à l'eau, séchée sur le sulfate de soude anhydre, puis distillée pour la priver d'éther. Le résidu est soumis à la rectification dans le vide.

On recueille 8 grammes 77 d'éther-oxyde butylique du benzhydrol, distillant, en entier, à 178°5-179°, sous 18 millimètres, ce qui représente 91 % du rendement théorique. Rectifié une seconde fois, il distille, en entier, à 178°5, sous 18 millimètres 5.

Bromure de Benzhydrylpyridinium $(C^6H^5)^2CH - N(C^5H^5)(Br)$

A une solution de 6 grammes de diphénylbromométhane (0 mol. 400) dans le chloroforme, on ajoute 2 grammes 16 de pyridine On laisse en contact, à la température du laboratoire. Il se dépose bientôt des cristaux, dont la quantité va en augmentant progressivement. Après trois semaines, on en recueille 3 grammes 80.

L'évaporation de la solution mère chloroformique fournit d'autre part, 4 grammes 35 de produit, soit au total 8 grammes 15 de sel quaternaire brut, ce qui correspond au rendement théorique.

Après dessication à l'air, on le purifie, par cristallisation dans un mélange de chloroforme et d'éther.

Le bromure de benzhydrylpyridinium cristallise en petites aiguilles, fusibles en tube capillaire, à $208^\circ5$ (température corrigée). Il est assez peu soluble dans l'eau froide, soluble dans l'eau chaude, l'alcool éthylique et le chloroforme, peu soluble dans l'éther.

Il donne, à l'analyse les résultats suivants :

Dosage de Brome. — Substance desséchée à 100° : 0 gr. 5720 ; AgBr : 0 gr. 3292 soit Br % : 24.49 ; calculé pour $C^{18}H^{16}NBr$; Br % : 24,54.

Si on soumet à l'ébullition à reflux, pendant 48 heures, un mélange de 32 grammes 60 de bromure quaternaire (0 mol. 10) et de 60 grammes d'alcool butylique normal, puis qu'on distille sous pression réduite l'alcool butylique en excès, il reste, comme résidu, un dépôt cristallin de bromhydrate de pyridine, imprégné d'éther-oxyde butylique du benzhydrol. On traite le tout par l'éther, qui insolubilise le bromhydrate que l'on sépare par filtration.

La liqueur filtrée est privée d'éther, par distillation ; le résidu est rectifié dans le vide. C'est bien l'éther-oxyde butylique du benzhydrol : il distille en effet, en entier, à 173°-174° sous 15 millimètres. Son poids est de 19 grammes 50, ce qui représente 81 % du rendement théorique.

———

Bromure de Benzhydrylquinoléinium
$$(C^6H^5)^2CH - N(C^9H^7)(Br)$$

On met en contact 24 grammes 70 de diphénylbromométhane (0 mol 10) dissous dans 30 centimètres cubes de benzène, avec 14 grammes 30 de quinoléine. Après 48 heures, le dépôt solide, qui se forme, détermine une prise en masse du mélange.

On recueille le sel, par essorage, et on le lave au benzène, puis on l'abandonne à dessication à l'air. Il pèse 32 grammes, ce qui représente 85 % du rendement théorique.

Pour le purifier, on le fait cristalliser dans un mélange d'acétone, d'alcool et d'éther. On obtient ainsi une poudre cristalline de couleur chamois, que l'on essore à la trompe, puis dessèche dans le vide.

Le bromure de benzhydrylquinoléinium se présente sous forme de petits prismes, jaune pâle, qui fondent peu nettement au bloc Maquenne, vers 230°-232°.

Il donne, à l'analyse, effectuée par la méthode à la chaux, les résultats suivants :

Dosage de Brome. — Substance desséchée dans le vide : 0 gr. 8399 ; AgBr 0 gr. 4065. Br % : 20,59 ; calculé pour $C^{22}H^{18}NBr$: Br % : 21.27.

Sa décomposition a été effectuée, en soumettant 12 grammes 50 (0 mol. 30) à l'action de l'alcool butylique normal, à température d'ébullition du mélange, pendant 48 heures. En opérant selon la méthode déjà indiquée, on a pu isoler 6 grammes 50 de bromhydrate de quinoléine, ce qui représente 93 % du rendement théorique. Ce sel a été identifié comme dérivé de la quinoléine, par le point d'ébullition de la base, que l'on a extrait par traitement à la soude, suivi d'un épuisement à l'éther. La base a distillé à 237°-239° alors que le point d'ébullition de la quinoléine est de 240° sous la pression ordinaire.

D'autre part, le poids d'éther-oxyde butylique du benzhydrol est de 5 grammes 92, bouillant à 177°-178°5, sous une pression de 18 millimètres 5, ce qui correspond à un rendement de 74 % du rendement théorique.

J'avais montré, par les expériences relatées dans le chapitre II de ce travail, qu'un même sel d'ammonium quaternaire benzhydrylé, le bromure de diméthylbenzhydrylammonium, traité, à chaud, par différents alcools, se décompose, d'une manière assez uniforme, que ces alcools soient primaires ou secondaires. La fonction hydroxylée était donc là, déterminante, et le sel quaternaire, mis en œuvre, apparaissait comme l'un de ses réactifs.

Les essais décrits, dans le présent chapitre, mettent en œuvre une série de sels d'ammoniums quaternaires benzhydrylés de formule générale :

$$(C^6H^5)^2CH - N(R_1)(R_2)(R_3)(Br)$$

qui diffèrent, de façons assez diverses, par la nature des restes R_1, R_2, R_3, rattachés à l'azote. Opposés à un seul et même alcool, l'alcool butylique normal, ils ont tous subi la transformation conduisant à l'éther-oxyde butylique du benzhydrol, et au bromhydrate de l'amine tertiaire $N.R_1R_2R_3$.

$$(C^6H^5)^2CH - N(R_1)(R_2)(R_3)(Br) + C^4H^9OH =$$
$$(C^6H^5)^2CH - O - C^4H^9 + (R_1)(R_2)(R_3)N.HBr$$

Il s'ensuit que la nature des restes R_1, R_2, R_3, fixés à l'azote, n'exerce qu'une influence très faible, en ce qui concerne le processus de la réaction ; le facteur important est le reste benzhydrylé.

Il semble, d'autre part, que le mécanisme de réaction admis, pour expliquer la décomposition du bromure de triméthylbenzyhdrylammonium par les alcools, doive aussi être invoqué ici. La formation de l'éther-oxyde butylique du benzhydrol s'expliquerait donc, au départ d'un sel quaternaire de formule $(C^6H^5)^2$ $CH - N (R_1)(R_2)(R_3).Br$ par la dissociation préalable de ce sel en diphénylbromométhane et amine tertiaire $N.R_1R_2R_3$, suivie de la réaction du dérivé bromé sur l'alcool butylique, réaction qui se trouverait facilitée par la présence de la base :

$$(C^6H^6)^2CH \; - \; N.(R_1)(R_2)(R_3)Br \; =$$
$$(C^6H^5)^2CHBr \; + \; N(R_1)(R_2)(R_3)$$
$$(C^6H^5)^2CHBr \; + \; C^4H^9OH \; + \; N(R_1)(R_2)(R_3) \; =$$
$$(C^6H^5)^2CH \; - \; O \; - \; C^4H^9 \; + \; (R_1)(R_2)(R_3)N.HBr$$

A l'appui de cette hypothèse, on peut invoquer les résultats fournis par les deux expériences suivantes :

1° On laisse en contact, à froid, pendant trois semaines environ, 8 grammes 25 de diphénylbromométhane (0 mol. 30) en solution dans 15 centimètres cubes d'alcool méthylique et 2 grammes 80 de pyridine. Après ce temps un léger dépôt cristallin s'est formé. On élimine, alors, par distillation, sous pression réduite, l'alcool méthylique et la pyridine en excès. Du résidu de distillation, on extrait, par l'éther, l'éther-oxyde méthylique du benzhydrol, formé avec un rendement de 83 % du rendement théorique et distillant à 157°-158°5 sous 21 millimètres 5.

2° On répète une expérience analogue, en employant 8 grammes 25 de diphénylbromométhane, 2 grammes 80 de pyridine et 15 centimètres cubes d'alcool butylique. On isole finalement l'éther-oxyde butylique du benzhydrol qui distille à 184°5-187°, sous 23 millimètres. Ce dernier se forme avec un rendement de 83 % du rendement théorique.

Nous avons porté, dans le tableau suivant, la liste des bromures d'ammoniums quaternaires benzhydrylés dont la préparation a été exposée au cours de ce chapitre, avec le rendement en sel quaternaire, le point de fusion et le rendement en éther-oxyde butylique du benzhydrol obtenu dans la décomposition des bromures par l'alcool butylique normal.

Dans tous les exemples, signalés plus haut, de décomposition des bromures d'ammoniums quaternaires benzhydrylés par les alcools, c'est toujours le groupe benzhydrylé seul qui se trouve dissocié à l'exclusion des autres restes hydrocarbonés. Il m'a semblé intéressant d'étudier, comparativement, la décomposition d'un hydrate d'ammonium, correspondant à l'un des sels déjà mis en œuvre.

Dans ce but, je me suis adressé à l'hydrate de diéthylméthyl-benzhydrylammonium $(C^6H^5)^2CH - N(CH^3)(C^2H^5)^2(OH)$. Ce composé se forme facilement, à la manière ordinaire, en traitant le bromure quaternaire par l'oxyde d'argent Ag^2O en milieu hydroalcoolique.

Cet hydrate n'a pas été isolé en nature ; quand on évapore, en effét, dans le vide, en présence d'acide sulfurique, la solution obtenue après action de l'oxyde d'argent, on observe bien la production d'un produit solide, qui se forme transitoirement, mais on constate, en même temps, l'apparition d'une quantité croissante d'une combinaison huileuse, insoluble dans l'eau, dont la libération semble grandement favorisée par l'intervention de la lumière solaire.

Bromure d'ammonium quaternaire	Rendement en sel quaternaire	Point de fusion	Rendement en éther-oxyde
Bromure de Méthyldiéthylbenzhydrylammonium	83 %	168°-170° (bloc)	95 %
— Diméthylbenzylbenzhydrylammonium	92 %	158°-160° (bloc)	87,5 %
— Diéthylbenzylbenzhydrylammonium	60 %	168°,5-159°5 (tube capillaire)	30 %
— Méthylpipéridylbenzhydrylammonium	80 %	160°-161° (tube capillaire)	91 %
— Benzhydrylpyridinium	100 %	208°,5 (tube capillaire) corrigée	81 %
— Benzhydrylquinoléinium	85 %	230°-232° (bloc)	93 %

L'isolement de ce produit liquide se fait sans difficulté, et sa caractérisation a permis de reconnaître, en lui, la méthyléthylbenzhydrylamine : $(C^6H^5)^2CH — N(CH^3)(C^2H^5)$. Cette amine s'est montrée en effet, par l'examen de ses propriétés et de celles de ses dérivés immédiats, identique à la base synthétique, répondant à la formule indiquée ci-dessus.

Il faut donc considérer que l'hydrate de méthyldiéthylbenzhydrylammonium est suceptible de se décomposer spontanément, en perdant une molécule d'alcool, et en se transformant en une amine tertiaire, où le groupe benzhydryle reste en liaison avec l'atome d'azote :

$$(C^6H^5)^2CH — N(CH^3)(C^2H^5)^2(OH) =$$
$$C^2H^5OH + (C^6H^5)^2CH — N(CH^3)(C^2H^5)$$

Cette transformation est prépondérante.

___

Hydrate de Méthyldiéthylbenzhydrylammonium
$$(C^6H^5)^2CH — N(CH^3)(C^2H^5)^2(OH)$$

Il a été préparé en soumettant à l'agitation, pendant 12 heures, un mélange de 50 grammes de bromure de méthyldiéthylbenzhydrylammonium, dissous dans 100 centimètres cubes d'eau et 180 centimètres cubes d'alcool à 90°, et de 23 grammes d'oxyde d'argent Ag^2O. Après ce temps, on constate qu'il n'existe plus de brome ionisable dans la solution.

On filtre à la trompe, et l'on obtient ainsi une solution hydroalcoolique d'hydrate d'ammonium, que l'on met à évaporer dans le vide en présence d'acide sulfurique et de chlorure de calcium.

Après huit jours, la solution a pris une consistance très sirupeuse, et des bulles gazeuses commencent à se former. Vingt-quatre heures après, le produit est solide, mais, bientôt, apparaît à sa surface une couche huileuse de réaction alcaline à la phtaléine ; la décomposition étant ainsi commencée on cesse l'action du vide mais en ayant soin, toutefois, d'exposer le plus possible la cloche aux rayons du soleil.

Dans ces conditions, la formation de la substance huileuse se poursuit : on la recueille en soumettant, de temps en temps, le contenu du cristallisoir à des épuisements à l'éther : les liqueurs éthérées sont finalement réunies.

Après un mois et demi de ce traitement la réaction de décomposition ne semble plus progresser de façon appréciable.

La totalité de l'hydrate n'est pas décomposée ; il reste un résidu pâteux, fortement coloré en brun, et que l'on essore sur plaques poreuses. Son poids est de 5 grammes 50. On le dissout dans l'alccol à 95° et on le décolore par action du noir animal. Après filtration et addition d'éther, on obtient des cristaux cubiques, dont on n'a pas poussé plus loin l'identification. On a constaté simplement qu'ils faisaient effervescence quand on les traite par l'acide chlorhydrique dilué, ce qui peut conduire à penser que l'on a affaire à un carbonate de l'hydrate d'ammonium.

Quant à la liqueur éthérée, contenant en dissolution le produit huileux, elle est épuisée à trois reprises par une solution d'acide chlorhydrique à 10 % : la solution chlorhydrique après évaporation à siccité au bain-marie abandonne 17 grammes de chlorhydrate que l'on met à cristalliser dans l'eau.

Par évaporation spontanée de la solution mère de chlorhydrate, on recueille ainsi, successivement, 3 dépôts que l'on fait ensuite recristalliser, séparément, dans l'eau et que l'on analyse :

1er *Dépôt*. — Substance desséchée à 100° : 0 gr. 7843 AgCl : 0 gr. 4270 ; soit Cl % : 13,46.

2° *Dépôt.* — Substance desséchée à 100° : 0 gr. 7312 ; AgCl : 0 gr. 4277 ;
soit Cl % : 13,53.

3ᵉ *Dépôt.* — Substance desséchée à 100° : 0 gr. 7449 ; AgCl : 0 gr. 4066 ;
Cl % : 13,48.

Ces trois résultats indiquent que l'on n'a pas affaire à un mélange,
et la teneur en chlore obtenue à l'analyse correspond à celle du
chlorhydrate de méthyléthylbenzhydrylamine, qui est de 13, 57%

On réunit alors les 3 dépôts, que l'on dissout dans l'eau, et
dont on isole la base par traitement à la soude, suivi d'un épuisement à l'éther. Après dessication sur le sulfate de soude anhydre,
la liqueur éthérée est distillée et, le résidu, soumis à la rectification dans le vide, distille en entier à 178°-179°5, sous 27 millimètres.

Cette base a été identifiée avec la méthyléthylbenzhydrylamine
synthétique décrire au chapitre I, par :

Son point d'ébullition 178°-179°5 sous 27 mm ; 175°-176°
sous 24 pour la base synthétique, sa densité $D \dfrac{0}{4} = 1,0145$:

$D \dfrac{0}{4} = 1,0147$ pour la base synthétique, le point de fusion
de son bromhydrate 195°-196° (tube capillaire) ; 196° pour la
base synthétique, le point de fusion de son picrate 163°-164°
(tube capillaire) ; 163°-164° pour la base synthétique.

D'autre part, son analyse, ainsi que celle de son bromhydrate
et celle de son picrate, ont donné les résultats suivants :

Méthyléthylbenzhydrylamine

Dosage d'Azote. — Substance : 0 gr. 5000 ; volume d'azote 27 cc. ; $H_{14}°$ =
754 millimètres ; soit Azote % = 6,27 ; calculé pour $C^{16}H^{19}N$ = 6,22.

Bromhydrate de méthyléthylbenzhydrylamine

Dosage de Brome. — Substance desséchée à 100° : 0 gr. 6496 ; AgBr : 0 gr. 3970 ; soit Br % : 26.00 ; calculé pour $C^{16}H^{20}NBr$: 26.17.

Picrate de méthyléthylbenzhydrylamine

Dosage d'Azote. — Substance desséchée à 100° : 0 gr. 3007 ; $H_{13}^{0} = 753$ mm. volume d'Azote : 31 cc. ; soit Azote % : 12,13 ; calculé pour $C^{16}H^{10}N.C^{6}H^{3}N^{3}O^{7}$: 12.31.

CONCLUSIONS

Les diverses observations, faites au cours des recherches décrites dans les pages précédentes, permettent de formuler les
conclusions suivantes :

1º Les amines secondaires peuvent être aisément transformées
en amines tertiaires méthylées à l'azote, quand on les chauffe
avec l'aldéhyde formique et l'acide formique. Cette méthode,
de mise en œuvre facile, fournit, dans les cas examinés, des rendements excellents. Les produits isolés sont très purs.

2º Le bromure de benzhydryle ou diphényl-bromométhane
est un composé d'une grande activité. Il se combine très facilement aux amines tertiaires pour donner des bromures d'ammoniums quaternaires, contenant le reste $(C^6H^5)^2 = CH -$

3º Dans les bromures d'ammoniums quaternaires ainsi obtenus,
le reste benzhydrylé possède une très grande mobilité. Les corps
à fonction alcool les transforment à chaud, en leurs éthers-oxydes
benzhydrylés :

$$(C^6H^5)^2CH - N(R_1)(R_2)(R_3)(Br) + R - OH =$$
$$(C^6H^5)^2CH - O - R + (R_1)(R_2)(R_3)N.HBr$$

La nature des restes hydrocarbonés, autres que le radical
benzhydryle, rattachés à l'azote, semble avoir peu d'influence
sur le résultat de la transformation. Les alcools primaires et
secondaires sont les seuls qui ont, jusqu'ici, fourni des résultats
parfaitement nets.

4º Au cours de ce travail, j'ai été amené à préparer les composés
suivants, parmi lesquels, ceux qui ne semblent pas avoir été
déjà préparés, sont indiqués en italique :

Amines tertiaires : Méthyldiéthylamine.
Méthyléthylbenzylamine.
Méthyléthylbenzhydrylamine.
Méthylpipéridine.
Diméthylbenzylamine.
Diéthylbenzylamine.

Sels d'ammoniums quaternaires

Bromure de Méthyldiéthylbenzhydrylammonium.
Diméthylbenzylbenzhydrylammonium.
Diéthylbenzylbenzhydrylammonium.
Méthylpipéridylbenzhydrylammonium.
Benzhydrylpyridinium.
Benzhydrylquinoléinium.

Éthers-oxydes de benzhydrol :

Éther-oxyde méthylique.
éthylique.
butylique.
isobutylique.
allylique.
isopropylique.
cyclohexylique.

BIBLIOGRAPHIE

(1) *Niederist*, Lieb. Ann. d. ch., t. **196**, p. 253 ; 1879.

(2) *J. von Braun*, D. Ch. G., t. **43**, p. 1351 ; 1910.

(3) *M. Tiffeneau*, Bull. Soc. chim., (4), t. **7**, p. 86 ; 1910.

(4) *Auwers et Muller*, D. Ch. G., t. **35**, p. 115 ; 1902.

(5) *Hœring*, D. Ch. G., t. **38**, p. 2296, 3458, 3464, 3477 ; 1905.

(6) *Franzen*, Journ. f. prakt. Ch., (2), t. **72**, p. 211 ; 1905.

(7) *Sabatier*, Ann. Ch. Phys., (8), t. **4**, p. 319 ; 1905.

(8) *J. von Braun*, D. Ch. G. t. **33**, p. 1438, 2728, 2734 ; 1900, t. **35**, p. 1279 ; 1902, t. **36**, p. 1196 ; 1903 — t. **40**, p. 3933 ; 1907.

(9) *M. Tiffeneau*, Bull. Soc. chim., (4) t. **15**, p. 162 ; 1914.

(10) *Emde*, Arch. d. Pharm., t. **247**, p. 382 ; 1909.

(11) *Curtins*, Journ. f. prakt. Ch., (2), t. **62**, p. 86,88.

(12) *E. Mohr*, Journ. f. prakt. Ch., (2), t. **71**, p. 318 ; 1905.

(13) *St. von Kostanecki et V. Lampe*, D. Ch. G., t. **39**, p. 4014 ; 1906.

(14) *Limmemann*, Lieb. Ann. d. Ch., t. **133**, p. 17 ; 1865.

(15) *Fosse*, Bull. Soc. chim., (4), t. **3**, p. 1075 ; 1908.

(16) *Nef*, Lieb. Ann. d. Ch., t. **298**, p. 232.

(17) *G. Stadnikoff*, Journ. f. prakt. Ch., (2), t. **88**, p. 1 ; 1913.

(18) *E. Mohr*, Journ. f. prakt. Ch., (2), t. **74**, p. 319 ; 1905.

(19) *M. Brander*, Rec. Tr. Ch. P.-B., t. **37** ; 1917-1918.

(20) *M. Sommelet et J. Guioth.*, C. R. Ac. Sc. t. **174**, p. 687 ; 1922.

(21) *Leuckart et Bach*, D. Ch. G., t. **18**, p. 2347 ; 1885.

(22) *Leuckart et Bach.* D. Ch. G., t. **19**, p. 2128 ; 1886.

(23) *Leuckart et Bach*, D. Ch. G., t. **20**, p. 104 ; 1887. t. **22**, p. 1851 ; 1889.

(24) *Leuckart et H. Jansen*, D. Ch. G. t. **22**, p. 1409 ; 1889.

(25) *O. Wallach*, Lieb.Ann. d. Ch., t. **272**, p. 100 ; 1892, t. **276**, p. 296 ; 1893:
    t. **289**, p. 338 ; 1895, t. **300**, p. 283 ; 1898.
(26) *N. Ishizaka*. D. Ch. G. t. **47**, p. 2456 ; 1914.
(27) *K. Hess* Th. Merck et Cl. Uebrig.,D. Ch. G., t. **48**, p. 1886 ; 1915.
(28) Brevet allemand Farbenfabriken, vorm. Bager et Cie.
(29) *Meyer et Lecco*, Lieb. Ann. d. Ch. t. **180**, p. 184 ; 1876.
(30) *Lassen*, Lieb. Ann. d. Ch., t. **181**, p. 1379, 1877.
(31) *Hjortdahl*.
(32) *Lasson*, D. Ch. G., t. **24**, p. 1681 ; 1891.
(33) *Zaunsehirm*, Lieb. Ann. d. Ch., t. **245**, p. 281 ; 1888.
(34) *Zaunschirm*, Loc. cit.
(35) *Krafft*, D. Ch. G., t. **23**, p. 2781 ; 1890.
(36) *M. Busch et Leefhelm*. Journ. f. prakt. Ch., t. **77**, p. 22 ; 1907.
(37) *Ladenburg et Struve*, D. Ch. G., t. **10**, p. 47 ; 1877.
(38) *V. Meyer*, D. Ch. G., t. **10**, p. 310 ; 1877.
(39) *M. Sommelet*, C. R. Ac. Sc., t. **175**, p. 1149 ; 1922.
(40) Brevet allemand n° 247-180, *Ch. Bœhringer et Sohn*, 1912, Friedlander
    t. **10**, p. 1.215.
(41) *G. Stadnikoff*, Journ. chim. russe, t. **43**, p. 244 ; 1911.
(42) *G. Stadnikoff*, Journ. f. prakt, Ch., (2), t. **88**, p. 1 ; 1913.
(43) *G. Stadnikoff*, Journ. chim. russe, t. **44**, p. 1219 ; 1912.

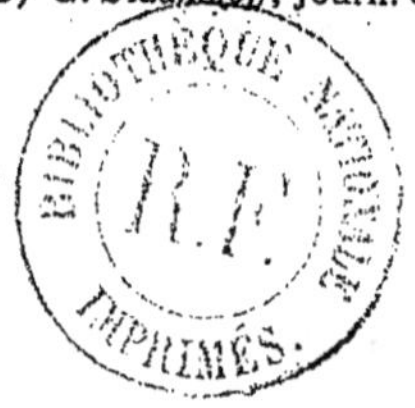

Les Presses Universitaires. — Imp. Paris

ERRATA

P. 10 ligne 12, après *anisique* lire (3).
    — 13, lire... cette facilité *de remplacement* d'un atome.
    — 19, après *Auwers et Müller* lire (4).
    — 26, après *P. Hœering,* lire (5).
P. 23 — 13, au lieu de *réfrigérant ascendant,* lire *réfrigérant descendant.*
P. 27 — 20, au lieu de 169°5 — 179°5, lire *169°5 — 170°5.*
    — 23 — sous *120 millimètres,* lire *20 millimètres.*

www.ingramcontent.com/pod-product-compliance
Lightning Source LLC
LaVergne TN
LVHW021457170726
843501LV00005B/1719